AF395905

DE
LA THROMBOSE CACHECTIQUE

PAR

Le Dr HENRI VAQUEZ

ANCIEN INTERNE LAURÉAT DES HÔPITAUX
CHEF DE LABORATOIRE A LA FACULTÉ
MEMBRE DE LA SOCIÉTÉ ANATOMIQUE

PARIS

G. STEINHEIL, ÉDITEUR

2, rue Casimir-Delavigne, 2

—

1890

DE LA

THROMBOSE CACHECTIQUE

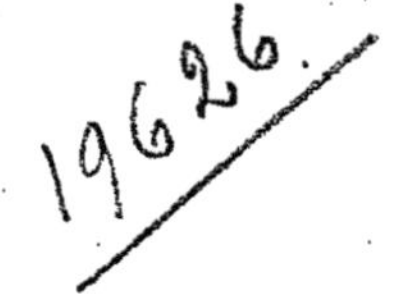

DE

LA THROMBOSE CACHECTIQUE

PAR

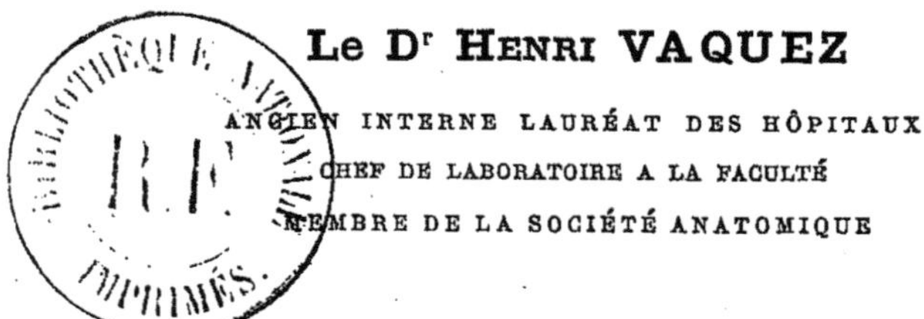

Le Dr HENRI VAQUEZ

ANCIEN INTERNE LAURÉAT DES HÔPITAUX

CHEF DE LABORATOIRE A LA FACULTÉ

MEMBRE DE LA SOCIÉTÉ ANATOMIQUE

PARIS

G. STEINHEIL, ÉDITEUR

2, rue Casimir-Delavigne, 2

1890

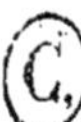

EXPOSÉ ET DIVISION DU SUJET

Ayant eu l'occasion d'examiner une thrombose cachectique de l'artère sous-clavière que notre maître M. le D⸗. Letulle avait bien voulu nous confier, nous fûmes surpris de trouver des microbes en chaînettes remplissant les vasa vasorum de la tunique externe, infiltrant les tuniques de l'artère et se retrouvant en grande abondance sur sa paroi interne et aux limites du caillot.

Il nous sembla dès lors que nous étions en droit d'expliquer par la présence de ces micro-organismes, la coagulation du sang dans l'artère oblitérée et d'étendre, dans une certaine mesure, aux phlegmatia des cachectiques, ce que M. Widal a établi le premier pour la phlegmatia des femmes en couches.

D'autres examens nous donnèrent des résultats identiques et nous pensâmes que la théorie infectieuse pouvait, pour les cas que nous avons eu l'occasion d'examiner, rendre compte des lésions observées plus complètement que ne le fait la théorie marastique. Notre travail devait, dès lors, se diviser en deux parties.

Dans la première partie, il nous a paru nécessaire de passer en revue les arguments fournis par la théorie marastique de la thrombose pour expliquer les coagulutions des cachectiques, de les critiquer suivant leur insuffisance ou leur défaut de clarté et de montrer que, malgré tous les travaux accumulés, la théorie marastique restait incapable d'expliquer à elle seule la phleg-matia qui survient chez les cachectiques.

Dans la seconde partie, nous essaierons de montrer la possibilité d'infections secondaires chez certains cachectiques, et nous nous efforcerons d'établir que ces infections ne sont pas étrangères à la production de la phlegmatia alba dolens.

Nous nous baserons, pour appuyer nos conclusions, sur les données fournies par la clinique, l'anatomie pathologique et l'expérimentation.

HISTORIQUE

L'histoire de la thrombose spontanée et celle de la phlegmatia alba dolens, qui lui est intimement liée, sont de date récente, et cependant peu de sujets ont donné lieu à d'aussi nombreux travaux, soit au point de vue clinique, soit au point de vue anatomo-pathologique et pathogénique.

La phlegmatia alba dolens des femmes en couches fut la première tirée de l'ombre. De celle-là, nous n'avons pas à nous occuper, et cependant il nous faut bien dire que dès 1825, par les observations cliniques de Mauriceau et de Puzos, de White (1784), par les travaux anatomiques de Davis (1823), de Guthrie (1826) et de Robert Lee, l'œdème blanc douloureux de la puerpéralité était connu comme symptôme clinique. Robert Lee allait plus loin, et, trouvant de l'analogie entre la phlegmatia des accouchées et la phlébite des opérés, bien étudiées par Guthrie, il proposait de faire de la première une modalité anatomique de la seconde. Un essai de pathogénie était donc déjà esquissé.

D'autre part et pour une autre classe bien plus importante des phlegmatia, la clinique et l'anatomie-pathologique restaient muettes.

Van Swieten, au siècle dernier, avait bien signalé quelques cas de coagulations spontanées apparaissant du vivant même du malade ; il avait, de plus, indiqué la possibilité de transport des caillots à distance, mais on ne peut voir, dans ces observations, non plus que dans celles de Legroux, au commencement du siècle, rien qui caractérise une découverte scientifique, c'est-à-dire, des conclusions logiques tirées de faits rigoureusement observés.

En 1823, le jour commença à se faire. L'année même où Davis (1) publiait son important mémoire sur la phlegmatia des accouchées, Bouillaud (2) rapportait des cas d'hydropisie partielle chez les cancéreux, les tuberculeux, les typhiques. Il montrait que ces phlegmatia pouvaient siéger aux membres inférieurs comme aux membres supérieurs, qu'elles étaient de tout point comparables aux phlegmatia des accouchées. A l'autopsie, on avait trouvé les veines oblitérées par des caillots.

Andral, l'année suivante, insistait sur l'analogie indiquée par Bouillaud et rapportait lui-même deux autres observations cliniques.

Peu après, Lee, Lawrence, Cruveilhier signalaient de nouveaux cas. En 1834, il était d'observation vulgaire que la phlegmatia alba dolens n'était pas seulement spéciale aux nouvelles accouchées. Bouillaud s'exprime en effet de la façon suivante dans le *Dictionnaire de médecine et de chirurgie pratiques* (12ᵉ volume) :

« On a désigné sous ce nom (Phlegmatia alba dolens) le gonflement aigu et douloureux des membres abdominaux dont les femmes sont quelquefois atteintes à la

---

(1) *An essay on the proximate cause of the disease callect. phlegmatia dolens.* Davis, 1823.

(2) Bouillaud. — De l'oblitération des veines et de son influence sur la formation des hydropisies partielles ; considérations sur les hydropisies passives en général. (*Arch. gén. de médecine,* II, 1823, 188. 2ᵉ mémoire, *id.,* IV, 1824, 94.

suite de couches. Toutefois, un gonflement du même genre peut se manifester chez des femmes qui ne sont point accouchées, et les hommes eux-mêmes n'en sont pas toujours à l'abri. »

Le mémoire de M. Bouchut (1), paru beaucoup plus tard, coordonnait les faits connus et montrait que la phlegmatia alba dolens pouvait être un symptôme commun à toutes les cachexies.

Théorie de la phlébite. — En 1830 s'ouvre la *période véritablement scientifique* de l'histoire des coagulations spontanées. Cette histoire n'est pas encore terminée. Deux noms la dominent de bien haut ; ce sont les noms de Cruveilhier (2) et de Virchow. Pendant les soixante années qui viennent de s'écouler, tous les auteurs ont oscillé de l'un à l'autre, et si, pendant ces trente dernières années, l'ascendant de Virchow a paru prépondérant, nous ne pensons pas que le nom de Cruveilhier doive être oublié, au moment surtout où ses idées semblent trouver raison devant les faits.

Robert Lee avait conclu à l'analogie entre la phlegmatia des accouchées et celle des opérés, Cruveilhier étendait l'analogie à la phlegmatia des cachectiques, et la théorie de la phlébite, que l'on devait bientôt attaquer de toutes parts, fut, avant de succomber, magistralement défendue par lui.

« De même que les concrétions sanguines artérielles,

(1) Bouchut. — Mémoire sur la Phelg. al. dol. *Gaz. Méd. de Paris*, 1844, et Mémoire sur la coagulation du sang veineux dans les cachexies et dans les maladies chroniques. *Gaz. méd.*, 1845.

(2) Cruveilhier. — *Anat. path. du corps humain*, 1833, t. II et Art. « phlébite ». *Dic. Méd. et chir. prat.*, XIIe vol., 1834.

« les concrétions sanguines veineuses sont adhérentes
« ou non adhérentes : celles-ci ont peu d'importance, ne
« se produisent d'ailleurs que dans les derniers temps
« de la vie, et paraissent la conséquence de la stase de
« la circulation générale dans les longues agonies, ou
« d'une stase locale : comme preuve de l'influence de
« cette stase locale, je puis invoquer la présence cons-
« tante des caillots sanguins non adhérents aux limites
« des caillots sanguins adhérents. » (*Traité d'anat.
path. générale*, p. 319.) Voilà pour la différenciation des
thrombus.

Plus loin, l'auteur, étudiant la marche de la phlébite,
insiste sur deux points importants dont l'un est univer-
sellement reconnu exact, et dont l'autre mérite, selon
nous, d'être remis en honneur. Nous voulons parler
tout d'abord de la fréquence et de la rapidité des lésions
de *périphlébite* et aussi de l'*envahissement successif* des
vaisseaux.

A propos de la périphlébite, Cruveilhier dit :

« Dans la première période de la phlébite, on trouve
de l'œdème dans le tissu cellulaire extérieur à la veine,
une vascularisation très prononcée de ce tissu cellulaire
et de la tunique externe de la veine. »

Et pour la marche de la phlébite, le même auteur
s'exprime ainsi :

« La phlébite oblitérante n'attaque pas toujours
« simultanément (*uno tenore*) tous les points de la lon-
« gueur d'un tronc veineux, elle envahit quelquefois ce
« vaisseau de distance en distance, en laissant intacts
« les points intermédiaires qui peuvent être, à leur tour,
« consécutivement envahis. C'est ce qui explique pour-
« quoi il n'est pas rare de rencontrer entre deux tron-

« çons veineux, dont l'oblitération est ancienne, des
« tronçons dont l'oblitération est toute récente, entre
« deux caillots décolorés et très adhérents, des cail-
« lots d'un noir de jais peu adhérents et même sans
« adhérence. »

Chemin faisant, Cruveilhier semble faire quelques
concessions à la doctrine de la coagulation spontanée du
sang dans les veines, antérieure à la phlébite, « théorie
qui a été habilement soutenue par M. Bouchut », suivant l'expression même du grand anatomiste; mais ces
concessions sont de peu d'importance, et elles se termi-
nent par une phrase qui renferme une des plus sérieuses
objections que l'on ait faites à la théorie ébauchée par
M. Bouchut.

« Certes, je suis loin de contester que les oblitérations
« veineuses spontanées par concrétion sanguine adhé-
« rente ne s'observent pas plus souvent dans certaines
« conditions de l'organisme que dans les circonstances
« ordinaires. » Il est bien entendu pour l'auteur, d'après
ce qui précède et d'après ce que nous verrons plus loin,
que la cachexie n'est qu'une cause adjuvante, mais non
nécessaire; en effet, Cruveilhier ajoute plus loin cette
phrase dont nous avons parlé :

« D'un autre côté, je possède des faits de phlébite
« oblitérante ou œdème douloureux soit du membre
« supérieur, soit du membre inférieur, survenus dans
« les conditions de santé ordinaire, chez des individus
« qui n'offraient aucun signe de maladie. »

Le chapitre magistral de Cruveilhier auquel nous
faisons ces emprunts, a été si longtemps laissé dans
l'oubli, que nous voulons encore signaler deux phrases
d'une si haute portée pathogénique, qu'on les trouverait,

à l'heure actuelle, non plus rétrogrades, mais encore trop avancées.

« L'expression de phlébite dont je me suis constam-
« ment servi pour caractériser l'oblitération veineuse
« par concrétion sanguine adhérente, aussi bien que
« l'oblitération veineuse par suppuration, prouve assez
« que je considère ces deux ordres d'oblitérations
« comme le résultat de l'inflammation de la membrane
« interne des veines. »

Et enfin :

« Je me demande si les objections que l'on fait à la
« doctrine de la phlébite oblitérante, ne sont pas plus
« dans les mots que dans les choses. Dans mes idées,
« pour qu'il y ait phlébite spontanée ou non trauma-
« tique, il faut, de toute nécessité, une cause d'irritation
« qui agisse sur les parois veineuses; or, cette cause
« d'irritation ne peut lui arriver que par le sang. Le
« sang chargé de principes irritants enflamme les parois
« veineuses, et le premier phénomène de cette inflam-
« mation, c'est la coagulation du sang. »

Certes, Cruveilhier parle ici plus en anatomo-pa-
thologiste qu'en clinicien, et il paraît nécessaire d'apporter à cette théorie certains tempéraments tirés de
l'état du sujet chez lequel apparaît la coagulation, ou
des conditions du terrain, comme l'on dirait aujour-
d'hui, mais il doit sembler à tout esprit non prévenu
que l'exposé précédent, développé par l'auteur avec
une logique si simple, répond bien aux idées que l'on
commence aujourd'hui à se faire de la thrombose.

Nous n'aurions pas la prétention d'édifier une théorie
de la thrombose, d'après les quelques cas que nous
avons pu observer, mais nous serions heureux de pou-

voir apporter aux idées de Cruveilhier un appui fondé sur les données de la science moderne, si modeste qu'il fût.

Réaction contre les idées de Cruveilhier. — Vers 1838, à l'époque où parut la thèse de M. Hardy (1), dans laquelle les idées régnantes sont exposées et mises au point, une théorie toute opposée à la précédente commençait à se faire jour. M. Bouchut, dans un mémoire qui parut peu après, l'exposa tout d'abord sous forme d'hypothèse. Il montra que la phlegmatia alba dolens, apparaissant avec prédilection dans le cours des cachexies et des maladies chroniques, il fallait tenir un plus grand compte de l'état général qu'on ne l'avait fait jusque-là. C'était apporter à la théorie de Cruveilhier le correctif nécessaire; mais l'auteur allait bien plus loin :

« Aucune analyse du sang ne fait connaître la com-
« position de ce liquide lors de sa coagulation dans les
« maladies chroniques. Il est cependant certain que c'est
« là ce qu'il faudrait connaître pour déterminer les
« causes du phénomène qui nous occupe. »

Théorie marastique. — A partir de ce jour, la phlegmatia alba dolens quittait le terrain ferme où pensait l'avoir posée Cruveilhier. Au point de vue clinique, sa place était toujours bien limitée et son évolution connue, mais sa pathogénie semblait insuffisante et l'on attendait mieux. La phlegmatia alba dolens n'étant plus

____

(1) Hardy. — *Recherches sur les concrétions sanguines formées dans le cœur et les gros vaisseaux.* Th. agrég., 1838.

une phlébite, que pouvait-elle être? Virchow (1) en fit une THROMBOSE MARASTIQUE.

Qu'était-ce donc que la thrombose marastique?

Pour Virchow, la base de la théorie de Cruveilhier n'était pas solide. Ce dernier admettait comme démontrée l'altération primitive de la paroi; or Virchow ne la constatait pas. Il pensait avoir vu bien des coagulations adhérentes dans des veines dont l'épithélium n'était pas altéré, et il arrivait dès lors à cette conclusion, que l'on pouvait trouver dans des altérations spéciales du sang ou dans les modifications des conditions mécaniques, les causes de la coagulation spontanée. Cet auteur établissait en définitive cinq catégories :

1º La thrombose par compression; 2º la thrombose par dilatation; 3º la thrombose traumatique; 4º *la thrombose marastique;* 5º la thrombose par altération vasculaire.

La phlegmatia alba dolens rentrait dans la quatrième catégorie. Laissant de côté les altérations de la crase sanguine, auxquelles il ne fait jouer qu'un rôle accessoire, Virchow admet que la cause de la coagulation du sang dans les thromboses marastiques est *d'ordre presque entièrement mécanique.* C'est surtout le ralentissement de la circulation périphérique qui explique la coagulation. Ce ralentissement est d'ordre complexe. Le cœur diminue de vitalité dans le cours des cachexies, et le sang est moins vigoureusement lancé dans le système vasculaire. La contractilité de celui-ci est elle-même très diminuée. Les veines agissent moins énergiquement sur le sang qu'elles contiennent, en

(2) VIRCHOW. — *Handbuch der spec. Path. und Therapie.* Erlangen, 1854 et *Gesammelte Abhandlung. zur wissensch. Medicin.* Frankfurt, 1856.

même temps que les valvules s'appliquent d'une façon moins complète sur les parois des veines. Le sang stagne en conséquence dans le système veineux et surtout à la base des valvules, et il s'y coagule comme il le ferait dans un tube inerte. D'autre part, la respiration, cause auxiliaire de l'activité circulatoire, est elle-même affaiblie dans les états cachectiques qui nous occupent, et cet affaiblissement contribue pour sa part à ralentir la circulation périphérique.

Voilà les données principales de la théorie de Virchow. Cet auteur ajoute bien encore, dans le cas où les idées précédentes sembleraient reposer sur des explications un peu « mystiques », suivant sa propre expression, des considérations tirées de l'état du vaisseau et de l'état du sang. Mais ces considérations n'entrent que pour une bien faible part dans l'ensemble de la théorie. L'auteur admet qu'à l'état normal la paroi interne du cœur et des vaisseaux fait subir au sang une sorte *d'attraction moléculaire*, laquelle n'existe plus au cas d'altération ou même de dénutrition de la paroi. Cela contribue pour sa part au ralentissement de la circulation. Enfin dans l'état subasphyxique des cachectiques, les globules de sang moins oxygénés ne possèdent plus les conditions de vitalité qui favorisent leur circulation dans le système vasculaire.

Nous devons dire qu'à cette théorie de la thrombose spontanée, si vague dans son expression, et qui demandait tant de travaux de contrôle, Virchow avait adjoint celle de l'embolie, si simple au contraire et si logique. La doctrine de l'embolie sauva, pour ainsi dire, celle de la thrombose; par admiration pour la première, on ne discuta plus la seconde. On essaya seulement de la développer et de l'expliquer, mais ce n'était pas chose facile.

Tout d'abord on resta exclusivement attaché aux assertions de Virchow, et les conditions mécaniques furent, jusqu'à nouvel ordre, considérées comme primordiales.

O. Weber (1), pensant que l'action du cœur ne joue pas dans les cachexies un rôle tel que son affaiblissement puisse, de toutes pièces, produire des coagulations dans le système veineux périphérique, admet que c'est surtout la *diminution* de *tonicité des parois veineuses* et *l'inocclusion des valvules* qui favorisent la thrombose.

M. Lancereaux (2), complétant ces idées, établit les *lois mécaniques de la thrombose.*

« Si l'on remarque, dit-il, que les principaux vaisseaux
« où siègent les thromboses sont précisément situés
« au niveau des points où les parois des veines cessent
« d'adhérer aux toiles fibreuses du voisinage et,
« par conséquent, là où la force d'aspiration thoracique
« tend à diminuer et à disparaître, on arrive à cette
« conclusion que la coagulation spontanée du sang est
« régie par une loi purement physique, que nous énonce-
« rons comme il suit : les thromboses marastiques se
« produisent toujours au niveau des points où le liquide
« sanguin a le plus de tendance à la stase, c'est-à-dire
« à la limite d'action des forces d'impulsion cardiaque
« et d'aspiration thoracique. »

A côté de ces considérations d'ordre purement mécanique, on était bien forcé d'admettre que les altérations
de la crase sanguine jouaient un rôle, si minime qu'il

---

(1) O. WEBER. — *Pitha's und Billroth's Handbuch*, B 1, p. 78.
(2) LANCEREAUX. — *Traité d'anat. pathol.* T. I, p. 601.

fût. Mais quelles étaient ces altérations qui pouvaient favoriser la coagulation spontanée ? voilà ce qu'il était important d'élucider.

Ces altérations pouvaient être *d'ordre général* ou *d'ordre spécial*, elles pouvaient porter sur la constitution générale ou chimique du sang ou bien sur certains seulement de ses éléments.

Vogel (1) en 1854 avait déjà essayé d'étudier les *altérations générales* que la cachexie ou certaines maladies font subir au sang. Il admettait que ces altérations sont de deux sortes : l'hyperinose, l'inopexie.

L'hyperinose consiste dans l'augmentation de fibrine du sang, l'inopexie dans une modification qualitative qui favorise la coagulation de cette dernière.

Nous ne discuterons pas longtemps la théorie de Vogel; cet auteur, qui ne la propose que comme hypothèse, la défend également par de simples hypothèses. L'explication donnée de l'inopexie est moins claire elle-même que ce dernier terme, peu explicatif déjà, et nous dirons avec M. Troisier (Th. d'ag.) « que le mot ne sert évidemment qu'à masquer notre ignorance. »

Parmi les auteurs qui ont, dans le but d'élucider la thrombose, été conduits à étudier à fond les conditions générales de la coagulation, il faut mettre au premier rang Buchanan (2), Denis (de Commercy), A. Schmidt, et Hammarsten.

Buchanan, l'initiateur de la théorie chimique, constata ce fait important, que la fibrine n'était pas une

---

(1) VOGEL. — Storungen der Blutmischung, *Handb. der spec. Pathol. und Therapie.* T. I, 1854.

(2) BUCHANAN. — Contribution to the Physiology and Pathology of the animals fluids. *London med. gazette,* XVIII, 1845, vol. I.

substance spontanément coagulable, mais qu'elle ne se précipitait qu'avec le concours de certains agents, comme la caséine ou l'albumine.

Denis (de Commercy) (1), continuant ces recherches, isolait du sang une substance protéique, la plasmine. Poursuivant l'étude des modifications de cette substance, Denis constatait qu'elle se dédoublait, au moment de la coagulation, en deux corps : 1º la fibrine concrète, analogue à celle du caillot; 2º la fibrine dissoute, autre substance albuminoïde, restant en solution dans le sérum.

A. Schmidt (2) (de Dorpat) reconnaît également dans le sang deux substances : 1º la substance fibrinogène, très analogue à la plasmine de Denis; 2º la substance fibrinoplastique. La coagulation se fait sous l'action d'un ferment, le ferment de la fibrine, comme l'appelle Schmidt.

Ce ferment de la fibrine était extrait par des procédés chimiques dont nous n'avons pas à parler ici. Disons seulement que les travaux de Schmidt donnèrent une telle impulsion à l'étude de l'hématologie, que de 1855 à 1885, l'école de Dorpat, dont cet auteur était le chef, produisit plus de trente mémoires sur les causes et le mécanisme de la coagulation spontanée et pathologique.

Mais il appartenait à Hammarsten (3) de montrer ce qu'il y avait de fragile dans la conception de Schmidt, et d'illusoire dans les fonctions de ce ferment de la fibrine, si difficilement isolé et si mal défini par l'école de Dorpat.

---

(1) DENIS. — *Mémoire sur le sang.*
(2) SCHMIDT. — *Hämatologische Studien.* Dorpat, 1855.
(3) HAMMARSTEN — Ueber das Fibrinogen, in *Pflüger's. Arch.*, XIX, 1879.

En résumé, pour cet auteur, le phénomène de la coagulation et la production de la fibrine intimement liée à cette dernière, résident dans un dédoublement de la substance fibrinogène de Schmidt ou plasmine de Denis.

Il restait toujours à connaître le mode de production du ferment sous l'action duquel s'opérait le dédoublement.

Pour Mathieu et Urbain (1), ce dédoublement s'opère sous *l'action de l'acide carbonique.*

« L'acide carbonique se porte sur la fibrine dissoute dans le plasma et la transforme en fibrine coagulée, mais pour cela, il faut que le gaz soit en liberté; or, ce sont les globules rouges qui fixent la majeure partie du gaz acide carbonique dans le sang. Cet acide se combine avec l'hémoglobine qui, après avoir apporté au sein des tissus l'oxygène dont elle s'est chargée dans les poumons, rapporte l'acide carbonique produit par les combustions organiques. Tout marche bien tant qu'une cause pathologique ne vient pas produire un excès d'acide carbonique ou mettre en liberté celui qui est combiné avec l'hémoglobine, car alors la coagulation de la fibrine a lieu. »

C'est de cette façon notamment que les auteurs tentent d'expliquer les thromboses chez les chlorotiques.

Pour un bien plus grand nombre d'auteurs, c'est dans des *altérations d'ordre spécial,* dans certaines lésions des éléments figurés du sang, que réside le ferment qui va amener la coagulation spontanée ou pathologique.

(1) Mathieu et Urbain. — *Causes et mécanisme de la coagulation du sang et des principales matières albuminoïdes.* Paris, 1875.

Le rôle des globules rouges ayant été de bonne heure considéré comme minime, toutes les discussions soulevées pendant ces dernières années ont porté sur les *globules blancs*.

Schmidt avait déjà signalé ce fait que la production de la fibrine était en rapport avec l'altération des globules blancs, et après lui Zahn (1) avait remarqué que la coagulation commençait par un dépôt de leucocytes bientôt suivi de l'apparition de la fibrine.

Le professeur Hayem (2), Bizzozero (3), Eberth et Schimmelsbusch (4), estiment que tous les leucocytes ne jouissent pas du privilège d'être des générateurs de la fibrine, et que ce rôle appartient à des éléments spéciaux que tous les auteurs ont retrouvés dans le sang, mais auxquels ils attribuent des qualités différentes.

Ainsi donc, la coagulation débuterait par la précipitation des *hématoblastes* (Hayem), ou des *plaquettes* (Eberth et Schimmelsbusch), et, immédiatement après, la fibrine apparaîtrait. Mais, ici encore, il y a de légères divergences.

Tandis que les plaquettes d'Eberth n'agissent que comme ferment dont la présence amène la production de la fibrine, pour Hayem : « Les hématoblastes lais-
« sent exsuder autour d'eux, en s'altérant, une matière
« dont ils sont, pour ainsi dire, imprégnés et qui paraît
« en partie se dissoudre, en partie se transformer en

(1) ZAHN. — Recherches sur la thrombose. *Arch. fur Path. anat. und phys.* T. LXII, p. 81, 124.

(2) HAYEM. — *Du sang*, 1889.

(3) BIZZOZERO. — *Arch. ilal. de biologie*, 1882.

(4) EBERTH et SCHIMMELSBUSCH. — *Die Thrombose nach Versuchen und Liechenbefunden.* Stuttgart, 1888.

« fibrine fibrillaire » (Du sang). Dans cette deuxième hypothèse, l'action serait plus directe, et l'hématoblaste posséderait bien, à la façon de l'auteur, « une matière génératrice de la fibrine ».

Pour MM. Ranvier, Weigert, Angelo Mosso, les hématoblastes ou plaquettes n'ont pas d'individualité propre.

M. le professeur Ranvier (1) pense que les éléments signalés plus haut existent bien dans le sang, mais il est probable que « ce sont de petites masses de fibrine, et qu'elles sont des centres de coagulation, de la même façon qu'un cristal de soude, plongé dans une solution du même sel, est le point de départ de la cristallisation. »

Enfin, Weigert (2), Angelo Mosso (3), ne veulent voir dans ces éléments que des leucocytes altérés. Le processus de dégénération de ces éléments ou nécrose de coagulation, dont nous n'avons pas à faire l'analyse ici, a comme corollaire indispensable la précipitation de la fibrine. Nous voyons en résumé que les auteurs sont loin d'être fixés sur le rôle des altérations du sang dans les coagulations et sur l'origine du ferment capable de mettre en liberté la fibrine, témoignage et agent direct de la formation du caillot spontané ou pathologique.

PÉRIODE MODERNE. — Entre temps, certains auteurs témoignaient déjà que la voie dans laquelle Virchow avait entraîné les expérimentateurs ne les satisfaisait nullement.

---

(1) RANVIER. — *Traité technique d'histologie.*

(2) WEIGERT. — Bemerkungen uber den weissen Thrombus (Zahn) Fortschritte der medicin, 1887. Die neuesten arbeiten über die Blutgerinnung. (*Fortschritte der Medicin,* 1883.)

(3) ANGELO MOSSO. — *Arch. fur pat. an. und Phys.,* 1887, Heft. 2.

Dans son cours de 1874, M. le professeur Vulpian (1) disait : « Les coagulations marastiques sont-elles vrai-
« ment spontanées? Leur formation n'est-elle pas précé-
« dée par le développement d'un état morbide des parois
« des veines ? Il me semble difficile qu'il en soit autre-
« ment, car on ne voit pas pourquoi le sang se coagule-
« rait d'emblée et pourquoi les coagulations naîtraient
« plutôt dans certaines veines que dans d'autres. Je
« sais bien que l'examen de veines dans lesquelles on a
« trouvé des coagulations récentes n'a fourni que des
« résultats négatifs. Mais c'est une étude à reprendre.
« Il y a évidemment là quelque lésion, non connue
« jusqu'ici, qui modifie les propriétés vitales de la mem-
« brane interne des veines. »

Depuis dix ans, des doutes analogues se retrouvent dans bien des ouvrages, et nous aurions pu multiplier les citations. Tout indiquait qu'il fallait reprendre l'étude du *rôle des parois veineuses* dans le mécanisme des thromboses.

Zahn, voulant contrôler les hypothèses de Virchow sur le rôle du ralentissement de la circulation, est forcé d'admettre que certains thrombus (les thrombus blancs) ne s'expliquent que par une lésion de la paroi (plaie, déchirure, aspérité, etc.). Complétant sa théorie quel-ques années plus tard, il se demande si les *altérations de l'épithélium*, telles qu'on peut les constater dans les maladies graves, les cachexies, ne suffiraient pas, à défaut de destruction complète de la membrane interne, pour expliquer certaines coagulations. Il ajoute, à vrai dire, comme correctif, que ces caillots blancs ou caillots

---

(1) VULPIAN. — Cours 1874.

remarquables par la présence des amas leucocytiques sur les parois des veines, ne sont pas les plus habituels dans les coagulations pathologiques.

Weigert (1), reprenant récemment la question, n'admet pas le correctif, et il conclut en disant que le thrombus blanc de Zahn est, à proprement parler, le type du thrombus.

En 1880, M. Renaut (2), plus affirmatif, tout en admettant que la constitution du plasma sanguin exerce sur la coagulation une influence capitale, disait cependant :

« Au niveau des caillots les plus récents des phlegma-
« tia cachectiques, j'ai toujours trouvé l'épithélium
« desquamé. »

M. Troisier (3), dans sa thèse d'agrégation, repro-duit ces idées. Il pense qu'on a trop longtemps aban-donné la doctrine de la phlébite et qu'en dehors d'elle tout n'est qu'hypothèse.

D'autre part, les études bactériologiques devaient bientôt appeler l'attention sur la présence des micro-organismes dans le sang, leur rôle dans les altérations de ce liquide, et leur influence sur la nutrition des parois des veines.

MM. Cornil et Babes (4) estiment que « la pré-
« sence des bactéries dans les petites veines, au milieu
« des parties malades, n'est pas sans influence sur la
« production des coagulations fibrineuses ou throm-
« boses, qui sont facilitées par le ralentissement ou

(1) Weigert. — *Loco citato.*
(2) Renaut. — De la Phlegmatia alba dolens. *Revue de médecine*, 1830.
(3) Troisier. — *Phlegmatia alba dolens.* Thèse agrégation, 1880.
(4) Cornil et Babes. — *Les Bactéries*, 1886, p. 318.

« l'arrêt de la circulation dans les capillaires et par
« l'absence de vis à tergo. »

La même année, M. Gaucher (1), dans sa thèse
d'agrégation, signalait la présence de ces micro-organismes dans le rein et notamment dans les vaisseaux de
l'organe.

Quelque temps après, M. Durand-Fardel (2) montrait les bacilles de la tuberculose produisant des thromboses dans les vaisseaux du rein et indiquait ainsi la
possibilité de coagulation d'origine microbienne.

Weigert (3) avait d'ailleurs déjà, en 1884, rencontré
les mêmes thromboses dans les veines pulmonaires, les
veines thyroïdiennes, etc. Déjà l'origine microbienne de
certaines thromboses des veinules et des capillaires était
élucidée, mais on n'avait encore fait qu'aborder l'étude
de la coagulation dans les troncs veineux.

En 1880 M. Doléris (4), dans sa thèse sur la fièvre
puerpérale, annonce qu'il a constaté l'existence d'amas
de microcoques dans la tunique interne des veines, sous
la couche endothéliale des grosses veines, comme la
crurale.

En 1886 Dunin (5), dans un article sur les infections
secondaires de la fièvre typhoïde, admettait, sans pouvoir le démontrer, que les phlegmatia que l'on voit

---

(1) Gaucher. — *Pathogénie des néphrites.* Th. agrégation. Paris, 1886.

(2) R. Durand-Fardel. — *Contribution à l'étude de la tuberculose du rein.*
Paris, 1886.

(3) Weigert. — Die anatomischen Weigen des Tuberkelgiftes. *Berl. klin.*
Wochen, 1884.

(4) Doléris. — *La fièvre puerpérale et les organismes inférieurs.* Th.
Paris.

(5) Dunin. — Cause des suppurations et des thromboses veineuses dans le
cours de la fièvre typhoïde. *Deutsche Arch. fur Klin. med.,* B. XXXIX, Heft
3 et 4.

apparaître dans la convalescence de cette maladie, devaient vraisemblablement reconnaître pour cause la pullulation de micro-organismes sur les parois veineuses, et les altérations de la membrane interne qui en sont d'ordinaire la conséquence. L'auteur ne put, dans aucun cas, faire d'examen microbiologique.

En 1889, enfin, notre collègue et ami Widal (1), dans son étude sur l'infection puerpérale, rattache la phlegmatia alba dolens des accouchées aux phénomènes de l'infection. De nombreux examens lui ont fait retrouver les mêmes micro-organismes (le streptococcus pyogenes) infiltrant les parois utérines et les tuniques des veines thrombosées. Des cultures lui ont permis d'apporter à ses examens des preuves certaines de confirmation. La question est donc jugée de ce côté.

D'un foyer primitif d'infection et par l'intermédiaire du sang, les micro-organismes vont se fixer sur la paroi interne des veines, y pulluler et y amener la précipitation de la fibrine et la coagulation du sang, tout cela étant facilité par les modifications que la cachexie, ou plutôt l'infection elle-même a amenées dans la constitution de ce liquide.

N'est-ce pas ici le lieu de rappeler la phrase de Cruveilhier que nous avons citée plus haut :

« Il faut de toute nécessité une cause d'irritation qui « agisse sur les parois veineuses » ? or, cette cause d'irritation ne peut lui arriver que par le sang. Le sang chargé de principes irritants enflamme les parois veineuses, et la première conséquence de cette inflammation, c'est la coagulation du sang.

---

(4) WIDAL. — *Etude sur l'infection puerpérale, la phlegmatia alba dolens et l'érysipèle*. Paris, 1889.

CHAPITRE PREMIER

**La théorie maratisque est insuffisante pour expliquer à
elle seule la phlegmatia alba dolens des cachectiques**

Résumé historique de la théorie marastique. —
Nous avons suffisamment indiqué dans notre exposé
historique les diverses phases de la pathogénie des
thromboses cachectiques pour qu'il nous soit inutile
d'entrer ici dans de longs développements sur la théorie
marastique, la plus en vogue, mais aussi la plus discutée.

Il nous faut cependant encore en préciser les principaux points.

Tout d'abord, dans l'idée de Virchow, les *conditions
mécaniques* de la circulation qui, suivant lui, n'avaient
pas été suffisamment examinées, pouvaient, à elles
seules, rendre compte des phénomènes essentiels de la
phlegmatia alba dolens de la cachexie. Le ralentissement
de la circulation, ayant pour cause la diminution de la
contractilité du cœur, devait être seul incriminé.

Nous savons que Weber, trouvant cette raison
insuffisante, fit jouer un rôle accessoire à la diminution
d'élasticité du système circulatoire périphérique.

M. Lancereaux enfin établit les lois, pour ainsi dire,
mathématiques de la thrombose cachectique, indiqua les
points où celle-ci avait chance de se rencontrer et donna
à la théorie marastique toute la vigueur dont elle était
capable.

Comme nous l'avons dit déjà, et comme nous le verrons encore au cours de cet exposé, la théorie marastique ne pouvait s'en tenir à cette explication purement physique de la thrombose ; les *conditions chimiques et organiques* de cette dernière devaient bientôt entrer en cause.

Vogel les formula d'une façon vague, dans ce terme d'inopexie qu'il créa, mais que ni lui, ni ses successeurs ne purent expliquer.

Denis (de Commercy), Schmidt et l'école de Dorpat pensèrent pouvoir tout expliquer par *l'action d'un ferment* dont les réactions amèneraient la coagulation au sein de l'organisme, mais les lois de la formation de ce ferment restaient tout à fait inconnues.

Enfin le professeur Hayem, Bizzozero, Eberth et Schimmelsbusch pensèrent que les *altérations de certains éléments du sang* étaient seules capables d'expliquer la coagulation. Mais les manières d'être de ces altérations ou bien la disposition spéciale des éléments incriminés n'étaient pas élucidées, sans compter que MM. Ranvier' Weigert, Ribbert, etc., contestaient vivement l'essentialité de ces éléments et leur rôle dans le phénomène de la coagulation.

Voilà où en est encore la question de la coagulation spontanée du sang et celle de la thrombose.

Quoi qu'il en soit, et avec ces données si discutées encore, est-il possible de se rendre compte de la formation des caillots dans l'organisme vivant, voilà ce qu'il faut discuter au triple point de vue de l'expérimentation, de l'anatomie pathologique et de la clinique ?

Données expérimentales.—Les premières expérimentations devaient porter sur les effets que le *ralentissement de la circulation* occasionne sur le sang en mouvement.

Or ce n'est pas d'hier que de pareilles expérimentations ont été tentées.

Tackrah (1) en 1817, et Scudamor (2) en 1824, avaient déjà montré que le sang, immobilisé entre deux ligatures dans la jugulaire, ne se coagule pas immédiatement. Chez le cheval, au bout d'une heure trois quarts, le sang restait encore fluide. Versé dans un verre au bout de ce temps, le sang de la veine se coagulait au bout de cinq minutes, ce qui prouvait que ce sang n'avait pas perdu ses propriétés de coagulabilité.

Ces expériences furent bientôt oubliées. Mais sous l'influence des idées de Virchow, on les reprit de tous côtés pour les vérifier et les critiquer si l'on pouvait.

Brücke (3) le premier reprit ces expériences, il arriva à des résultats confirmatifs, mais avec quelques faits nouveaux et intéressants. Il constata que le sang finissait par se coaguler dans le segment veineux au bout d'un temps plus ou moins long, mais qui coïncidait toujours avec le début d'altération des parois des vaisseaux.

Virchow ne contestait pas ces résultats, il les expliquait seulement en disant que la stase sanguine amenait une irritation des parois vasculaires, laquelle avait pour conséquence ultime la coagulation du sang stagnant.

Quelques années plus tard, les expériences de Zahn (4) venaient montrer combien peu le ralentisse-

(1) Tackrah. — *On blood*, 1817.
(2) Scudamor. — *Essay on blood.*, 1824.
(3) Brucke. — *Virchovv's Archiv.*, XII, 1857.
(4) Zahn. — *Loco citato.*

ment de la circulation avait d'action sur la coagulation en comparaison des lésions de la tunique interne.

Zahn, dans le seul but de contrôler les assertions de Virchow, et étudiant le mode de formation et d'accroissement des thrombus, s'aperçut que ces derniers débutaient toujours en des points qu'un examen minutieux montrait avoir été lésés, encore bien que rien à l'œil nu ne semblât indiquer l'existence de ces lésions. Lorsqu'on produit un léger choc sur le vaisseau mésentérique d'une grenouille, même si faiblement que la seule altération appréciable soit une simple dilatation du vaisseau, et qu'on injecte dans ce dernier une solution de nitrate d'argent, après avoir lié le cœur, on verra se dessiner partout, sauf au niveau du point lésé, l'élégant contour de l'endothélium vasculaire. Au point où l'endothélium a été lésé, la coloration irrégulière et foncée produite par le nitrate d'argent indique la chute de cet endothélium. Or, c'est toujours en ce point que débute la coagulation.

Déjà on pouvait déduire des expériences de Brücke et de celle de Zahn cette conclusion, que le ralentissement de la circulation n'était qu'une condition accessoire de la coagulation et la lésion de l'endothélium une condition essentielle.

En 1875, Frantz Glénard (1) reprenait la question de l'influence du ralentissement de la circulation sur la coagulation et la production des thromboses spontanées. Ses expériences confirmaient pleinement celles de Brücke : « Lorsque, dit cet auteur, sur un solipède on « enlève un segment vasculaire et qu'on le conserve à

---

(1) F. GLÉNARD. — *Contribution à l'étude des causes de la coagulation spontanée du sang à son issue de l'organisme.* Paris, 1875.

« l'air, le sang ne s'y coagule pas, quelle que soit la capa-
« cité du segment. A quelque intervalle qu'on l'examine
« après son ablation de l'animal, le sang est suscep-
« tible, à l'issue du vaisseau, de se prendre en un caillot
« qui a tous les caractères du caillot habituel. »

Cet auteur pense, de même que Brücke, que la coagulation ne se produit dans le segment isolé que lorsque
la paroi vasculaire altérée a perdu toute vitalité, et qu'a-
lors elle peut, comme une membrane inerte, livrer
passage aux corps *étrangers, infusoires*, qui seront les
agents de la coagulation.

Nous verrons plus tard combien ces idées se rapprochent des conceptions actuelles.

Baumgarten, dans son récent travail (1), ainsi que
dans la très importante revue analytique qu'il a consa-
crée aux nouvelles théories de la thrombose (2), confirme
les expériences de Glénard.

Cet auteur montre que l'arrêt de la circulation et encore moins son ralentissement dans un segment vasculaire sur lequel on a fait une ou deux ligatures, ne sont
pas forcément suivis de la coagulation du liquide qui y
était contenu. Une condition indispensable, ajoute l'auteur, est de prendre des précautions antiseptiques minu-
tieuses. Dans ces conditions, Baumgarten a vu des
segments entiers contenir un sang liquide pendant des
semaines et même des mois, sans qu'il se formât, au
sein du contenu, en arrêt complet, le moindre coagulum.

Dans la revue critique dont nous avons parlé, l'auteur

(1) BAUMGARTEN. — *Virchow's Archiv.*, LXXIII.
(2) BAUMGARTEN. — Les nouvelles théories de la thrombose. *Berl. klin.
Wochen.*, 14 juin 1886.

ajoute ces idées qui sont, à notre sens, pleines d'ensei-
gnement : « Suivant moi, et le nombre d'expériences
« que j'ai faites m'autorise à parler de la sorte, la coa-
« gulation du sang n'est pas causée par l'arrêt de la cir-
« culation. Elle réside le plus souvent dans une de ces
« trois causes : ligature trop serrée du vaisseau qui en
« aura altéré les parois; usage d'une double ligature qui
« de même aura produit une altération des tuniques en
« en gênant la nutrition, ou bien, par suite de fautes
« contre l'asepsie, pénétration de pus ou d'agents viru-
« lents qui auront également causé des altérations des
« tuniques vasculaires. »

Enfin le professeur Hayem admet bien la longue persistance de l'état liquide du sang dans des segments vasculaires liés, mais non la permanence de cet état; il ne
s'occupe pas de l'état des parois du vaisseau en dehors
des lésions que la putréfaction peut y développer.

EXPÉRIENCES PERSONNELLES. — Nous avons, pour
notre part, repris les expériences de Baumgarten avec
les précautions d'asepsie recommandées par cet auteur.

Le 24 mai, nous avons, au laboratoire de l'hôpital de
la Charité, isolé la veine fémorale d'un lapin solidement
maintenu pour éviter tout mouvement. Nous avons, à la
suite, appliqué sur la partie inférieure du segment, un
fil de soie plat, de façon à amener au contact les deux
parois de la veine sans déterminer des lésions des tuniques. Au bout de vingt-quatre heures, il ne s'était produit aucune coagulation (1).

(1) Nous ne pouvons dire si, dans ces expériences, l'arrêt du sang était complet dans les segments vasculaires, car nous voulions, avant tout, éviter de
produire des lésions de la veine. Nous sommes certain en tout cas que le
ralentissement du sang devait être extrêmement marqué, ce qui nous satisfaisait amplement.

La même expérience reproduite dans les mêmes conditions ne nous donna pas de caillot dans le segment
vasculaire, au bout de trois jours.

Deux mois après, nous avons répété l'expérience sur
un chien; les conditions de coagulabilité étant, comme
l'on sait, bien plus favorables chez cet animal.

Le 5 septembre, sur un chien de moyenne taille endormi par l'atropomorphine, nous avons isolé les deux
veines fémorales, sur une étendue de plusieurs centimètres. Sur l'une, nous avons appliqué, à la partie
inférieure, un fil de soie plat dans les conditions sus-indi-
quées; sur l'autre, nous avons fait une double application, à la limite inférieure et à la limite supérieure du
segment. Le chien fut maintenu à l'état de sommeil pendant douze heures par des inhalations répétées de chloroforme. Au bout de douze heures nous avons enlevé
les deux segments vasculaires et, en aucun de ces segments, nous n'avons pu constater le moindre thrombus.
Nous avons, par la suite, répété ces expériences en en
variant les conditions. Nous en donnerons plus loin les
résultats.

D'après tout ce que nous venons de voir, tous les auteurs qui se sont efforcés de produire des coagulations
dans le but de contrôler les idées de Virchow sur le
rôle du ralentissement de la circulation ont échoué, ou
bien, toutes les fois qu'une coagulation s'est produite, ils
ont cru pouvoir l'attribuer à des altérations de la paroi
du vaisseau, bien autrement constituées que « la perte
de l'attraction moléculaire » seule invoquée par le grand
anatomiste allemand, en dehors des conditions mécaniques.

Le ralentissement de la circulation ne peut, à lui seul,

produire de thrombus : voilà un fait qui nous semble acquis.

Les altérations de la crase sanguine peuvent-elles combler ce desideratum, voilà ce qu'il nous reste à examiner? Nous allons, dans cette dernière partie de la discussion nous rapprocher plus encore des conditions créées par la cachexie.

Et d'abord quelles peuvent être ces conditions spéciales créées par la cachexie, comment se manifestent-elles?

Il faudrait, pour débuter, donner une définition de la cachexie; or, nous savons que cela n'est pas chose facile. Contentons-nous de nous reporter à la définition donnée par le professeur Hayen : « Le mot cachexie s'applique « à cet état de déchéance organique, de dénutrition « générale, auquel conduisent peu à peu les maladies « chroniques habituellement incurables » (Du sang). Quant aux modifications que cet état entraîne, l'auteur les définit de la façon suivante : « Profondément troublé « dans sa rénovation, le sang éprouve à la fois des « altérations d'ordre chimique et d'ordre anatomique, « et, quel que soit leur point de départ, ces altérations « s'affirment par un certain nombre de modifications « communes qui légitiment la conception d'un état « cachectique du sang. »

Somme toute il y a un phénomène constant, c'est l'anémie marquée par la diminution des globules rouges, et des phénomènes inconstants, entre autres, la leucocytose et l'apparition des formes globulaires intermédiaires.

Signalons de plus ce fait intéressant indiqué par le professeur Hayem, c'est la diminution fréquente des hématoblastes et des leucocytes aux moments ultimes de la cachexie, dans ces mêmes moments qui voient se produire les thromboses spontanées.

Nous ne pouvions pas, au point de vue expérimental, reproduire d'une façon complète les phénomènes de la cachexie. Nous avons cependant essayé de nous en rapprocher le plus possible.

EXPÉRIENCES PERSONNELLES. — Le 24 mai, nous soumettons, au laboratoire de l'hôpital de la Charité, un lapin adulte du poids de 2.250 gr. à l'inanition, en même temps que nous faisons des saignées répétées et presque quotidiennes. Le premier jour, la numération globulaire nous donnait :

$$H = 4.400.000.$$
$$L = 5.800.$$

Dix jours après, la faiblesse de l'animal était très grande, l'amaigrissement faisait de rapides progrès. A ce moment, le poids est de 2.025 gr.

La numération globulaire donne le résultat suivant :

$$H = 2.350.000.$$
$$L = 6.500.$$

Nous laissons alors reposer l'animal pendant deux jours, sans toutefois l'alimenter, puis nous pratiquons une ligature aux deux fémorales, dans les conditions indiquées plus haut. 24 heures après, il ne s'était produit aucun caillot.

Deux mois après nous répétons la même expérience sur un chien de taille moyenne, que nous soumettons à une saignée copieuse, environ 1.000 grammes.

Numération avant la saignée:

$$H = 4.510\ 000.$$
$$L = 8.350.$$

Quatre jours après :

$$H = 2.300.000.$$
$$L = 7.200.$$

avec apparition de formes globulaires intermédiaires et de globulins en grande quantité.

L'animal est tenu pendant douze heures dans le sommeil par l'emploi de l'atropomorphine et des inhalations de chloroforme toutes les deux heures. Ligature simple sur une fémorale, double sur l'autre fémorale. Dans aucun cas nous n'avons eu de formation de thrombus. Dans ces différentes expériences, les parois des veines ne nous ont présenté aucune lésion.

Il y a bien encore d'autres conditions de coagulabilité qui ont été signalées par les autres, par Hewson (1) entre autres, et qu'on retrouve dans certaines cachexies, la chlorose notamment. Parmi ces conditions, il faut signaler l'abaissement de la densité du plasma sanguin; mais, comme dit le professeur Renault : « Il ne semble « pas que l'abaissement de la densité doive être consi « déré comme une cause prochaine exclusive des « thrombus, et ceci pour deux raisons : 1° les throm « boses sont, malgré leur fréquence relative, des véri « tables exceptions dans ces cas ; 2° elles ont des lieux « d'élection; il y a donc, outre la tendance générale à la « coagulation produite par l'abaissement du titre salin « du plasma, des raisons de localisation qu'il faut cher « cher. »

(1) Hewson-Workes. — 1770. On the properties of blood. Chap. i. Expér. 14.

Résumé. — Ainsi donc, au point de vue expérimental, le ralentissement de la circulation, seule cause exclusive invoquée par Virchow, est insuffisant pour expliquer la coagulation.

Les altérations du sang décrites par les auteurs comme les plus caractéristiques de la cachexie, ne paraissent jouer qu'un rôle secondaire, favorisant la coagulation, mais ne la faisant pas de toutes pièces. Nous rappellerons simplement ici que Weigert, Ribbert, le professeur Renaut, dénient aux hématoblastes et aux plaquettes toute action primordiale dans le fait de la coagulation. Enfin, d'autres modifications chimiques, telles que l'abaissement de la densité du plasma, ne sont simplement que des causes adjuvantes de la coagulabilité du sang.

Ces conditions exceptionnelles peuvent, au point de vue clinique, donner un aspect tout spécial aux phlegmatia des cachectiques, elles ne sont pas capables de créer, au point de vue expérimental, un type défini de thromboses, et elles nous paraissent, en un mot, n'être pas suffisantes pour étayer la théorie de la thrombose marastique.

DONNÉES ANATOMO-PATHOLOGIQUES

Nous allons maintenant passer en revue les différents phénomènes déterminés, au point de vue anatomo-pathologique, par la thrombose des cachectiques, dans le but de voir si la conception marastique de la coagulation peut rendre compte des altérations observées du côté *de la veine*, et du côté *du caillot*.

Pour ce qui est des *veines*, le premier point à considérer est relatif au siège même de la thrombose; nous rappelons les lois formulées par M. Lancereaux. D'après cet auteur et d'après les constations faites par la suite, la coagulation débute le plus souvent à la limite d'action « des forces d'impulsion cardiaque et d'aspiration thoracique »; en outre les conditions qui favorisent cette coagulation sont : l'existence de plans aponévrotiques qui retardent la circulation, et la disposition des valvules qui aident, dans une certaine mesure, à la stagnation du sang. Aussi doit-on trouver le coagulum primitif à la racine des membres, au niveau de l'arcade de Fallope, par exemple, et de plus, l'origine de la coagulation a les plus grandes chances de se rencontrer à la base des valvules. Pour ces mêmes raisons, la thrombose, ayant son point de départ à la racine des membres, affectera le plus souvent une marche descendante.

Le Dr Troisier dit, en effet : « L'œdème suit une « marche descendante, il occupe tout d'abord la racine « du membre et se propage de haut en bas, lorsque le « caillot siège dans une veine volumineuse. C'est ce « qu'on observe dans la phlegmatia puerpérale, qui « débute toujours au niveau des régions inguinale, « iliaque, ou fessière ».

Nous savons, et la thèse de M. Widal nous le confirmerait au besoin, que la thrombose puerpérale offre le plus souvent une marche descendante, mais nous pensons aussi que, pour les autres phlegmatia, les règles formulées par M. Lancereaux et acceptées par M. Troisier offrent un assez grand nombre d'exceptions.

Nous savons par exemple que, d'ordinaire, le point primitif de la douleur est à la partie postéro-interne du mollet, et, par le fait, il nous a été donné à plusieurs reprises, dans nos examens, de constater que la coagulation avait bien nettement débuté au niveau des veines tibiales.

Dans l'observation n° II, qui a trait à une phlegmatia alba dolens survenue dans le cours d'une fièvre typhoïde, on peut s'assurer que le caillot primitif siégeait à la partie moyenne des veines tibiales postérieures. D'autres caillots adhérents se rencontraient dans les autres veines du membre inférieur gauche, mais ils s'étaient de toute évidence formés secondairement. Dans un autre cas les deux veines poplitées avaient été prises primitivement et successivement. L'observation clinique et l'observation anatomo-pathologique sont d'accord sur ce point.

Mais d'autre part, dans la plupart des observations publiées et dans quelques-unes des nôtres, il a semblé que le début de la coagulation s'était fait à la racine du membre, suivant les lois établies par M. Lancereaux, et au point où les brides aponévrotiques semblent rétrécir le diamètre des vaisseaux. Mais, ces points sont-ils ceux où la circulation est le plus ralentie ? c'est ce que l'expérimentation n'a pas encore bien défini. Nous savons, en clinique, qu'une condition essentielle pour faire apparaître bien nettement un souffle anémique dans une veine est d'établir une certaine pression avec l'extrémité du stéthoscope. Dans ces conditions, on rétrécit le diamètre de la colonne sanguine, mais en même temps on accélère son courant, et dans ces conditions le souffle augmente d'intensité. Ces lois sont d'ailleurs d'accord avec celles de la physique. Aussi, M. le professeur Renaut, qui admet pleinement l'influence de la stase sur la coagulation, formule-t-il des

lois toutes différentes de celles établies par M. Lancereaux et les partisans de la théorie marastique : « La
« portion de la veine fémorale qui correspond au
« ligament de Poupart n'est pas un point mort; en ce
« point, dit-il, le courant occasionné par la vis à tergo
« accumulée est déjà influencé par l'aspiration thoraci-
« que »; et il ajoute : « Le caillot se forme au niveau des
« points d'activité maxima du courant sanguin veineux,
« au niveau du confluent des veines qui desservent toute
« une région avec les troncs collecteurs, en des points
« où des brides, telles que le ligament de Poupart
« insuffisantes pour déterminer une stase, s'opposent à
« la dilatation indéfinie du vaisseau, et conséquemment
« produisent une certaine accélération dans le courant
« sanguin qui coule dans sa cavité. »

Nous pouvons de même opposer des faits précis à la
loi qui veut que, en plein courant veineux, le caillot
prenne toujours naissance au niveau d'un éperon ou d'un
nid valvulaire.

Si nous nous reportons à notre observations nº II,
nous verrons que le point primitif de la coagulation était
à la partie moyenne des veines tibiales postérieures, que
de plus, le caillot adhérait nettement à la veine par une
ligne facilement visible, située à l'origine des lames valvulaires et à la partie inférieure de celles-ci. Quant aux
valvules elles étaient vides de sang, un caillot non adhérent les appliquait sur la paroi interne des racines. Nous
avons à nouveau retrouvé cette disposition dans l'observation nº V; M. Suchard, chef du laboratoire de la Charité, nous a, de plus, montré de nombreuses coupes de
phlegmatia dans lesquelles les lames valvulaires, étroite-
tement accolées aux parois veineuses, n'avaient laissé

pénétrer aucune partie du thrombus dans la profondeur du nid de la valvule. Dans ces observations anatomo-pathologiques que le microscope a pu confirmer, il nous semblait légitime d'admettre que la coagulation n'avait pas débuté dans la profondeur de la valvule, et que, d'autre part, la thrombose n'avait pas suivi une marche descendante, ce qui, de toute évidence, aurait amené un écartement plus ou moins visible des replis de la valvule et les aurait éloignés des parois de la veine.

Cependant, les observations de M. Lancereaux nous démontrant avec certitude que les nids valvulaires peuvent, dans certains cas, être le siège du caillot primitif, on comprend bien, dès lors, que nous ne voulons apporter que de simples restrictions aux lois formulées par le savant anatomiste.

Quoi qu'il en soit, et pour en terminer avec le siège possible des thromboses cachectiques, nous dirons seulement que le ralentissement de la circulation et la stase sanguine rendent compte, dans la plupart des cas, de la localisation de la thrombose, mais qu'il n'en est pas toujours ainsi.

Si ces conditions devaient à elles seules expliquer la production des thromboses, ces dernières siégeraient fatalement là où le ralentissement et la stase font le plus sentir leurs effets. Il nous suffit donc qu'il y ait des exceptions, et, à notre sens, celles-ci sont assez nombreuses, pour que nous soyons en droit de conclure que le ralentissement et la stase jouent un rôle simplement accessoire, mais non exclusif.

Mais l'anatomie pathologique va encore nous fournir des objections de grande valeur à opposer à la théorie marastique de la thrombose.

Un premier fait, souvent signalé, et que nous avons eu nous-même l'occasion de contrôler, a trait à l'envahissement successif de la cavité du vaisseau par la coagulation.

Nous nous reporterons encore à l'observation n° II. Nous voyons dans le compte rendu de l'autopsie que des caillots adhérents siégeaient à différentes hauteurs de la veine, que, là même où les caillots n'adhéraient pas encore, il commençait à se former des bourgeons d'endophlébite avec irritation très manifeste de la paroi interne. Faut-il admettre ici l'hypothèse d'une coagulation se déposant à froid, pour ainsi dire, dans l'intérieur d'un vaisseau, et l'irritant secondairement, comme le voudraient Virchow et les partisans de la théorie marastique de la thrombose? Nous ne le pensons pas; et pour cela, nous nous appuyerons sur les expériences que nous avons relatées plus haut, et sur celles mêmes que nous avons faites.

MM. Frantz Glénard, Baumgarten ont vu le sang stagnant rester des semaines dans un segment vasculaire sans amener d'irritation de la paroi; M. le professeur Hayem a fait les mêmes constatations, malgré les restrictions que nous avons signalées. Il nous paraît, dès lors, difficile d'admettre que le sang stagnant depuis quatre ou cinq jours, ait pu produire des réactions inflammatoires telles que des parties du caillot étaient déjà adhérentes et que, sur d'autres points de la veine, on pouvait déjà constater l'existence de bourgeons endophlébitiques remontant eux-mêmes à deux ou trois jours. Ou bien alors il faudrait admettre que le sang présentait des propriétés irritatives, et la paroi veineuse une sensibilité que la cachexie seule ne peut pas expliquer.

Mais ce n'est pas tout. Dans l'observation que nous venons d'analyser, et de même dans l'observation n° I, encore bien que celle-ci soit moins convaincante, nous avons été frappé d'un fait que des auteurs, Cruveilhier entre autres, ont déjà signalé, nous voulons parler de la rapidité de l'apparition des phénomènes inflammatoires périphlébitiques.

Les inflammations précoces du tissu cellulaire péri-veineux ont déjà été signalées par les auteurs. Graves (1) les avait remarquées. Cet auteur dit en effet :

« Nous n'avons pas affaire à une simple phlébite; nous
« devons compter avec l'inflammation des tissus voi-
« sins, le tissu cellulaire, et probablement aussi les vais-
« seaux lymphatiques sont compromis; il se fait une
« abondante effusion de sérosité et de lymphe, et c'est
« la raison principale du gonflement du membre. »
Dans un assez grand nombre d'autopsies, on a trouvé un gonflement manifeste du tissu cellulaire péri-veineux, avec présence de cordes noueuses entourant les paquets vasculo-nerveux ou courant sous la peau et se rendant à des ganglions engorgés. La clinique (Obs. n° VII) et l'anatomie pathologique (Obs. n° II) nous apprennent, d'autre part, la précocité de ces accidents. Nous savons que parfois, rarement il est vrai, et seulement dans la forme qu'on a qualifiée d'infectieuse, la phlegmatia peut s'accompagner de phénomènes inflammatoires tels, que ceux-ci aboutissent à des abcès superficiels ou à des suppurations étendues.

La tunique externe des veines thrombosées est elle-même, et de bonne heure, le siège d'altérations mar-

(1) GRAVES. — *Clin. Méd.*, trad. de M. Jaccoud, p. 432.

quées. Cruveilhier l'avait déjà remarqué, et il insiste longuement sur l'apparition rapide des lésions périphlébitiques. Dans l'observation n° II, nous pouvons constater que dans tous les points qui présentaient des bourgeons d'endophlébite, toute la paroi du vaisseau était épaissie. Dans la tunique externe, on notait déjà une accumulation de cellules embryonnaires. L'existence de la périphlébite est donc indéniable. Elles est précoce en même temps, puisqu'elle a apparu au septième jour de la phlegmatia; dans une observation de M. Widal, les mêmes lésions ont été observées au quatrième jour après l'apparition de la phlegmatia.

Voyons maintenant ce qui concerne la tunique interne des veines thrombosées. Nous savons que c'est l'absence de lésions en ce point qui avait conduit Virchow à l'hypothèse de la coagulation primitive et spontanée du sang.

Depuis Virchow, d'autres observateurs ont cru pouvoir confirmer l'opinion précédente. Mais combien des observations rapportées sont insuffisantes! Dans les recueils de la Société anatomique, plusieurs cas de phlegmatia sont accompagnés de cette seule mention : « La paroi interne de la veine était lisse et ne présentait aucune lésion. » Dans plusieurs de ces cas, il s'agissait de phlegmatia anciennes, ce qui, dans les deux hypothèses, rend bien invraisemblable l'absence de toute lésion. L'examen microscopique fait la plupart du temps défaut.

Par contre, le professeur Renaut affirme que, au niveau des caillots les plus récents des phlegmatia cachectiques, il a toujours trouvé l'épithélium desquamé. C'est également l'avis de Conheim.

Ponfick, dans un important travail, a montré que, dans certaines maladies infectieuses graves, les cellules internes des vaisseaux subissent une dégénérescence graisseuse sur une étendue parfois très grande, qu'elles sont éliminées et que, dans les points où manque leur régénération, on peut voir un coagulum se produire.

Zahn se rapproche de l'opinion de Ponfick et il se demande si, dans les cas où le revêtement endothélial semblait persister, on s'est suffisamment préoccupé de l'état des cellules endothéliales.

Ainsi donc, même dans les cas où l'endothélium persiste, il suffirait d'une altération profonde de ce dernier, de la dégénération que peuvent y déterminer les maladies graves, les cachexies, pour expliquer la coagulation du sang à ce niveau.

Ne voyons-nous pas, comme le dit le professeur Renaut, que cette propriété de précipiter la fibrine est générale à toutes les surfaces recouvertes d'un endothélium modifié. C'est ce que l'on constate dans la pleurésie, la péritonite, etc.

Les observations de M. Widal et les nôtres concordent avec l'opinion de ces auteurs. Les altérations de l'endothélium nous ont toujours paru indéniables dans les examens que nous avons pu faire. Nous y reviendrons d'une façon plus complète dans la deuxième partie de ce mémoire, où nous étudierons en même temps la pathogénie de ces altérations.

Il nous reste encore à voir si la *constitution du caillot* correspond toujours exactement aux caractères des coagulations vraiment spontanées, telles que l'expérimentation peut les déterminer.

Le professeur Hayem divise en deux classes, suivant

leur pathogénie, les différents caillots que l'on peut rencontrer. Il distingue les caillots par battage des caillots par stase. Les premiers correspondent au thrombus blanc de Zahn. Les seconds, au thrombus rouge. Les premiers ont pour type le caillot pariétal qui se forme dans une veine à la suite d'une lésion de la tunique interne. Les deuxièmes sont produits par l'arrêt complet du sang. Or les caillots habituels de la phlegmatia alba dolens sont des caillots blancs ou par battage, absolument analogues à ceux qui se produisent sous l'influence d'une circulation *ralentie* mais *persistante* au niveau d'un *endothélium lésé*.

L'analogie était trop complète pour que nous ne la signalions pas.

Certains auteurs ajoutent, il est vrai, que dans le caillot de la phlegmatia alba dolens, le fait primitif est le dépôt, sur la paroi, des leucocytes ou des autres éléments figurés du sang, et que la précipitation de la fibrine ne se fait que secondairement. L'acte de la coagulation commencerait par un phénomène mécanique et se terminerait par un phénomène clinique.

Weigert en imaginant le procédé de coloration qui porte son nom, a permis d'observer d'une façon plus complète le moment de précipitation de la fibrine. Lui-même a pu constater que cette précipitation était précoce et correspondait aux premiers temps de la coagulation. Les nombreuses coupes que nous avons pu faire sur des thromboses déterminées expérimentalement nous ont permis de contrôler et de vérifier cette remarque.

Ainsi donc et pour conclure, nous savons que le caillot blanc ou par battage se forme de préférence dans une veine lésée, lorsque la circulation est ralentie ; nous savons, d'autre part, que le thrombus de la phlegmatia alba dolens répond point par point à la description du caillot blanc. Dans l'un et l'autre cas, la précipitation de la fibrine est chose précoce. Il est donc légitime de dire que puisque nous connaissons sûrement un des termes du problème, le ralentissement de la circulation (cause accessoire), il faudrait supposer l'autre, la lésion de la paroi (cause essentielle), si nous n'étions pas en état de la constater.

Données cliniques

Nous ne ferons ici que quelques observations à propos des anomalies que l'on peut constater dans la production et l'évolution de la phlegmatia, si l'on veut s'en tenir, pour expliquer cette dernière, à la théorie de la thrombose marastique.

Ne voit-on pas se produire des phlegmatia avec leurs symptômes habituels dans des cas où ni le ralentissement de la circulation, ni la stase sanguine ne peuvent être invoqués ; dans le courant, par exemple, de certaines maladies aiguës ? Évidemment ces cas sont rares, parce que justement l'absence des conditions que nous venons d'indiquer enlève à la maladie un de ses facteurs accessoires, mais dont le rôle est cependant indéniable.

M. le professeur Ball (1) a signalé un cas de phlegmatia alba dolens survenue dans le cours d'une tuberculose aiguë, et ne pouvant, dans ce cas, invoquer la cachexie, l'auteur ajoute : « Il ne s'agit plus ici d'une

____

(1) Ball. — *Des embolies pulmonaires.* Thèse Paris, 1862.

thrombose cachectique, mais d'une coagulation directement produite par le vice tuberculeux. »

A la fin de la pneumonie ou dans le courant même de cette maladie, on peut voir survenir des thromboses spontanées que le ralentissement de la circulation et la cachexie ne peuvent guère expliquer, ou bien alors ces deux termes n'auraient plus aucune signification.

Signalons aussi l'apparition de la phlegmatia au début des maladies cachectisantes, comme en témoigne notre observation n° VIII. Dans ce cas, il s'agit d'un malade qui fut atteint d'une phlegmatia de la veine poplitée gauche, et dont l'état général de santé paraissait excellent. L'auscultation dénota, au sommet du poumon droit, le début d'une tuberculose pulmonaire (expiration prolongée, bronchophonie, inspiration rude et basse). On n'incriminera certes pas ici la cachexie comme cause unique de la maladie, et alors il faudra bien invoquer la phlébite, mais avouer en même temps que, entre cette phlébite du début de la tuberculose et la phlegmatia de la période terminale, il n'y a qu'une question de degrés plus apparents pour la clinique que pour l'anatomie pathologique.

Peut-être, dira-t-on, l'augmentation du nombre des globules blancs pourrait-elle expliquer la production des phlegmatia de cette nature ? Or, l'apparition de la phlegmatia chez les cachectiques n'est rien moins qu'en rapport avec la leucocytose.

D'après les observations faites par M. Alexandre (1) dans sa thèse, les tumeurs qui s'accompagneraient le plus fréquemment de leucocytose, seraient les ostéosarcomes et les lymphosarcomes. Certains cancers gas-

____

(1) ALEXANDRE. — *De la leucocytose dans les cancers.* T. Paris.

triques s'accompagnent de leucémie, d'autres n'en présentent pas. Or la phlegmatia, qui n'apparaît pour ainsi
dire jamais dans le cas d'ostéo ou de lymphosarcome,
est très fréquente dans le cancer gastrique.

Une dernière remarque importante faite par l'auteur
est que « les épithéliomes non suppurés ne présentent
jamais de leucémie ». La leucocytose, de même que les
accidents que l'on pourrait rattacher à celle-ci, ne
seraient que les manifestations d'une complication de la
maladie primitive.

Une autre observation intéressante est celle qui a été
rapportée par M. Pitres (1) à la Société anatomique,
en 1876. Dans ce cas, il s'agissait d'un cancéreux à l'autopsie duquel on trouva une coagulation étendue dans
la veine fémorale. D'autre part, la veine axillaire comprimée par une masse ganglionnaire était vide de sang
dans son segment inférieur. La paroi elle-même était
lésée, et, en amont de la compression, il n'y avait aucune
coagulation. Ainsi donc, dans ce fait extrêmement
instructif, il y avait état cachectique prouvé par l'existence de la phlegmatia du membre inférieur, il y avait
compression exagérée et lésion de la paroi. Toutes ces
conditions si favorables n'ont pu amener la formation
d'un thrombus; à notre avis, c'est qu'il manquait encore
quelque chose, l'agent infectieux.

Aussi M. Charcot (2) disait-il, à la suite de la présentation faite par M. Pitres : « La phlegmatia alba
dolens est une espèce clinique et non une espèce nosolo-
gique; on désigne sous ce nom la réunion des différents
symptômes dont la cause peut être très variable. »

(1) PITRES. — *Bulletin soc. anat.*, juillet 1876.
(2) CHARCOT. — *Bull. soc. anat.*, juillet 1876.

Nous ne pouvons pas, en terminant, ne pas rappeler les données nouvellement acquises sur la phlegmatia puerpérale, celle même que Virchow considérait comme le type de la thrombose par ralentissement. Là où il ne voyait que « l'exagération d'un travail physiologique », on a démontré l'existence de raisons d'être pathologiques, et, à la thrombose spontanée, on a substitué la phlébite : « La phlegmatia n'est qu'une forme légère de la phlébite puerpérale, c'est un petit accident de la puerpéralité. » (Widal, *loco citato*.)

Il ne faudrait pas conclure de cette étude critique que nous dénions au ralentissement de la circulation, aux altérations de la crase sanguine, en un mot, à la cachexie un rôle quelconque dans la pathogénie de la phlegmatia. La clinique nous démontrerait fréquemment notre erreur. Nous croyons au contraire ces conditions très importantes. Il suffit pour s'en rendre compte, de répéter, comme nous l'avons fait, les expériences d'Eberth et de Schimmelsbusch (1).

EXPÉRIENCES PERSONNELLES. — Sur des chiens endormis par l'atropomorphine, nous avons, à plusieurs reprises, fait des lésions de la paroi interne des veines fémorales en nous servant de l'extrémité d'une aiguille soigneusement flambée; en même temps, nous appliquions au-dessus et au-dessous du point lésé, un fil de soie plat très modérement serré, de façon à ralentir le courant sanguin en ce point.

Sur la veine fémorale du côté opposé, nous faisions les mêmes lésions sans établir de compression.

(1) EBERTH et SCHIMMELSBUSCH. — *Loco citato*, p. 89.

Constamment nous trouvâmes un coagulum sur la veine lésée et comprimée. Une fois seulement (sur trois expériences), la veine du côté opposé présentait un thrombus analogue. Nous devons ajouter que, dans tous les cas où nous avons rencontré un thrombus, il s'agissait toujours d'un thrombus pariétal n'interrompant pas la circulation.

La constitution de ce caillot était analogue à celle du thrombus blanc de Zahn, ou des caillots par battage de Hayem.

Le procédé de coloration de Weigert nous a toujours démontré la présence de la fibrine.

Nous savons que de tels caillots sont appelés à disparaître au fur et à mesure que se fait la réparation de la paroi, et qu'au cinquième ou sixième jour après la lésion on n'en trouve plus aucune trace (1).

Ces expériences nous montrent d'une part le rôle indéniable, bien qu'accessoire, du ralentissement de la circulation sur la production de la thrombose. Elles montrent d'autre part que l'intégrité de la paroi interne n'est pas absolument nécessaire à la libre circulation du sang. La coagulation ne se produit pas fatalement dans un vaisseau dont l'enthothélium est lésé, à moins que d'autres facteurs secondaires n'interviennent, comme par exemple, le ralentissement de la circulation.

En résumé et à notre avis, la théorie marastique est insuffisante pour expliquer d'une façon complète et dans tous ses détails la pathologie de la phlegmatia alba

---

(1) Lorsqu'il s'agit de petites veines, le thrombus peut devenir total pour la lumière du vaisseau, et alors au caillot primitif se surajoute un caillot prolongé par stase. L'oblitération est alors permanente, du moins pour la grande majorité des cas.

dolens des cachectiques aussi bien que celle des accouchées. Les conditions qu'elle invoque : ralentissement de la circulation, altération du sang, sont accessoires, mais non essentielles, comme le prouvent l'expérimentation, l'anatomie pathologique et la clinique.

CHAPITRE II

Rôle des infections secondaires dans le cours des cachexies et dans la pathogénie de la phlegmatia alba dolens

§ I — *Réalité des phénomènes infectieux dans le cours des cachexies*

DONNÉES CLINIQUES ET ANATOMO-PATHOLOGIQUES

Malgré les critiques que nous avons formulées contre la théorie marastique, nous ne devons pas méconnaître les enseignements de la clinique. La phlegmatia alba dolens n'est pas une complication spéciale à la cachexie, mais c'est dans le courant de celle-ci qu'elle apparaît le plus fréquemment. Le ralentissement de la circulation, les altérations générales du sang qui font partie des éléments de la cachexie ne suffisant pas à expliquer par eux seuls l'apparition de la phlegmatia, il nous faut rechercher s'il n'y a pas, dans la cachexie, d'autres éléments qui aient été méconnus et qui soient capables de jouer un rôle pathogénique important.

Nous savons que la connaissance des *infections secondaires* est de date récente et que les données sont encore à ce sujet peu précises. Lorsque ces études seront plus complètes, elles permettront probablement de différencier des états morbides encore réunis sous une dénomination commune, et entre autres, par exemple, de ne plus assimiler un cachectique cancéreux à un convalescent de fièvre typhoïde.

Quoi qu'il en soit, nous allons passer successivement en revue, au point de vue clinique et au point de vue anatomo-pathologique, les diverses particularités qui peuvent caractériser les états dits cachectiques à la suite de la fièvre typhoïde ou bien dans la période ultime de la tuberculose pulmonaire et du cancer. Les phlegmatia que nous avons eu à examiner étaient exclusivement consécutives à ces affections.

Fièvre typhoïde. — Le malade qui vient d'être atteint de fièvre typhoïde peut présenter des accidents infectieux, allant de l'infection purulente comme limite extrême jusqu'au simple phlegmon sous-cutané ou jusqu'à la phlegmatia alba dolens; voilà, il nous semble, une donnée clinique et anatomo-pathologique dont la confirmation se fait de jour en jour plus évidente. Nous pouvons même ajouter que c'est surtout à propos de la fièvre typhoïde que les recherches sur les infections secondaires ont donné les résultats les plus probants.

Il y déjà longtemps que les parotidites, les abcès multiples et les phlegmons des typhiques ont été retirés du groupe des complications dues spécialement à l'infection typhique. Or nous savons que ces dernières ne sont pas des raretés pathologiques dans le cours de la cachexie typhique.

Ces complications pyohémiques de la fièvre typhoïde,

connues depuis longtemps déjà, ont été surtout mises en relief depuis les travaux de Hutinel (1), Dunin (2), Chantemesse et Widal (3), et Polguère (4).

Depuis que l'on sait que le bacille d'Eberth, agent pathogène de la fièvre typhoïde, est ordinairement incapable (5) d'expliquer les suppurations que l'on voit à la suite de la maladie, on doit chercher ailleurs les causes de ces suppurations. Or, il est nettement établi que la fièvre typhoïde favorise l'action des microbes pathogènes de la suppuration, en offrant à ceux-ci un terrain convenablement modifié et des portes d'entrée multiples. Les portes d'entrée sont, avant tout, la bouche et les ulcérations intestinales.

Du jour où ces faits ont été nettement démontrés, les auteurs ont pensé que la phlegmatia alba dolens des typhiques pouvait rentrer dans la classe des infections surajoutées, mais sans apporter à cette hypothèse une démonstration évidente.

M. Hutinel, en 1883, émit l'idée de l'origine infectieuse de la phlegmatia alba dolens des typhiques.

Hoffmann (6) compte celle-ci au rang des accidents pyohémiques de la convalescence, et insiste sur ce fait que la phlegmatia alba dolens et les accidents pyohémiques s'appellent mutuellement.

(1) HUTINEL. — *Etude sur la convalescence et les rechutes de la fièvre typhoïde*. Thèse agr., 1883.

(2) DUNIN. — Sur la cause des suppurations et des thromboses veineuses dans le cours de la fièvre typhoïde. *Deut. Arch. für Klin Medic*. B.XXXIX,1886.

(3) CHANTEMESSE et WIDAL. — Communication orale.

(4) POLGUÈRE.— *Des infections secondaires*. Th. Paris.

(5) MM. ROUX et VINAY ont montré cependant que le bacille typhique peut, sous certaines conditions, acquérir la propriété de produire du pus. Ces cas sont rares et, en tous cas, les suppurations post-typhoïdiques semblent le plus souvent reconnaître pour agents les microbes habituels de la suppuration.

(6) HOFFMANN. — *Untersuchungen uber die pathol. anat. Veranderungen der Organen bei abdom. Typhus*. Leipzig, 1879.

En 1884, M. Frémont (1) présentait à la Société anatomique les pièces d'un malade mort de fièvre typhoïde, et à l'autopsie duquel on trouva des infarctus tendant à la suppuration dans les reins et dans la rate. Or, ce malade était en même temps atteint de phlegmatia.

A la suite de cette présentation, M. le professeur Cornil fit des remarques extrêmement importantes. « Je « pense, dit-il, que la théorie des micro-organismes « explique mieux que toute autre la production de ces « infarctus. Les microbes situés surtout dans la partie « ramollie du caillot sont entraînés dans la circulation, « vont se fixer en un point donné, le plus souvent près « des bifurcations, pour donner naissance à de l'endar- « térite bactérienne. On trouve dans les cas de phlé- « bite infectieuse, ces microbes en zooglées, sous l'épi- « thélium ; au-dessus s'accumule la fibrine ; ils sont « moins abondants dans les parties dures du caillot que « dans les parties ramollies. »

En 1886, Dunin publiait deux observations de phlegmatia survenues chez des typhiques et qui s'étaient accompagnées des phénomènes cliniques et anatomo-pathologiques de l'infection.

Le premier cas de phlegmatia se produisit à la suite d'une fièvre typhoïde d'apparence normale, mais elle coïncida avec la production d'abcès miliaires de la peau.

Dans le deuxième cas, la fièvre typhoïde avait évolué de même normalement. Depuis trois jours, l'apyrexie était complète, lorsque survinrent tout à coup des frissons, en même temps que la fièvre reparaissait (39º 4).

(1) FRÉMONT. — *Bulletin société anatomique*, 10 décembre 1884.

A ce même moment, on voyait se déclarer des signes de congestion pulmonaire, la rate recommençait à grossir et devenait sensible.

Discutant la pathogénie de cette phlegmatia, l'auteur pense avec Griesinger, que cette dernière ne peut être rangée dans l'ordre des phénomènes purement cachectiques. Comment peut-on invoquer comme cause unique la faiblesse cardiaque quand on voit que dans les moments les plus aigus de la maladie, alors que l'atonie cardiaque est extrême, la thrombose est exceptionnelle? Il vaut mieux dire avec Griesinger, qu'il y a là des phénomènes d'ordre infectieux, et que toutes les fois qu'il y a phlegmatia alba dolens, il y a aussi menace de pyohémie.

Enfin Dunin adopte pleinement les idées de Wernich qui pense que les microcoques jouent un rôle important dans la formation de ces phlegmatia Ces auteurs pensent que ces micro - organismes sont la cause des thromboses dans les petits vaisseaux, peut-être même aussi dans certaines bronchopneumonies et congestions pulmonaires de la convalescence.

Dunin émet la même hypothèse pour les coagulations des gros vaisseaux. Nous devons ajouter qu'aucun de ces auteurs n'a eu l'occasion de faire la preuve anatomo-pathologique et bactériologique de cette opinion.

Mais peut-être pourrait-on trouver ailleurs la confirmation de cette idée que l'infection par les micro-organismes de la suppuration joue un rôle dans les accidents pyohémiques de la fièvre typhoïde et dans la phlegmatia alba dolens?

Eberth et Klebs ont montré qu'après quinze jours, c'en était fait le plus souvent du bacille typhique au niveau de l'intestin; mais on trouvait en revanche les ulcérations des plaques de Peyer et les tuniques sous-muqueuses infiltrées de microcoques.

Or ces mêmes microcoques ont été retrouvés à distance dans les foyers de pleurésie, de péricardite, dans les abcès miliaires du rein. Ils peuvent être, de plus, associés à d'autres espèces microbiennes, et MM. Charrin (1) et Brissaud ont vu la gangrène gazeuse se développer au cours d'une affection typhique, sans aucune altération vasculaire préalable.

Dans quatre cas enfin, Dunin a rencontré les micro-coques de la suppuration dans la rate de malades atteints de fièvre typhoïde.

M. le Dr Chantemesse nous a dit avoir fait plusieurs fois la même constatation (2).

CAS PERSONNELS. — Les deux cas de phlegmatia alba dolens que nous avons observés à la suite de la fièvre typhoïde et que nous publions à la fin de ce travail, confirment absolument, au point de vue clinique et au point de vue anatomo-pathologique, les idées que nous venons d'exposer.

Dans l'observation no VII, il s'agit d'un malade entré dans le service de notre maître le Dr Letulle, pour des symptômes généraux et locaux indiquant le début d'une fièvre typhoïde. Celle-ci suivit normalement son cours.

(1) CHARRIN. — Les infections secondaires. *Journal de pharmacie et de chimie.* Mars 1889.

(2) CHANTÉMESSE. — *Commun. orale.*

Vers le vingt-huitième jour de la maladie, les grandes oscillations de la température indiquaient que tout n'était point terminé, encore bien que le malade ne présentât plus aucun symptôme typhique et que la température matinale se rapprochât de la normale. Du vingt-huitième au trentième jour, deux jours d'apyrexie. Le trentième jour, le malade est pris de frissons très violents avec refroidissement consécutif, puis sueurs et courbatures le reste de la soirée ; en même temps apparition d'une vive douleur dans la région inguinale gauche. Quelques jours après, on voyait se dessiner tous les symptômes d'une artérite fémorale. Puis cette artérite évoluait sans complication et la fièvre disparaissait. Huit jours après, nouvelle alerte; la température remonte brusquement et l'on voit apparaître une lymphangite avec adénite inguinale du côté de l'artérite. Cette adénite menace de se terminer par phlegmon, mais bientôt tout rentre dans l'ordre et le malade guérit.

L'artérite et la lymphangite ne sont-elles pas deux manifestations de même valeur, indiquant un processus pyohémique par la simultanéité de leur apparition et par les symptômes généraux qui les accompagnèrent?

La malade qui fait le sujet de notre observation n° II ne fut pas moins intéressante.

Après une fièvre typhoïde grave, la convalescence semblait vouloir être normale. Cependant certains petits symptômes persistaient, la diarrhée d'abord, puis des douleurs vagues aux membres inférieurs. Ces douleurs s'accusaient surtout dans la jambe gauche, où elles étaient très marquées. Après douze jours d'apyrexie, la fièvre reprend aussi vive qu'à la première atteinte et l'excitation cérébrale reparaît, en même temps que les symptômes abdominaux s'accusent. Tout devait faire croire à une rechute de fièvre typhoïde; c'était l'avis du Professeur Potain, encore bien que l'allure générale, la gravité de cette rechute fissent craindre déjà une terminaison fatale, exceptionnelle pour notre maître, dans les rechutes de la dothiénentérie.

Dix jours après on vit apparaître de grands frissons que nous pûmes constater et comparer aux frissons des fièvres palustres. Le lendemain une phlegmatia apparaissait à la jambe gauche avec douleurs au niveau du mollet.

Puis en quelques jours la maladie évoluait fatalement avec la persistance des frissons, de l'entérite et avec un amaigrissement extraordinairement rapide.

L'autopsie nous démontra la présence d'une phlegmatia alba dolens de la veine fémorale et des veines tibiales du côté gauche; comme autre lésion, on ne trouvait que des signes manifestes d'entérite et un infarctus suppuré du rein. Il n'y avait pas eu de rechute de fièvre typhoïde; *la malade était donc morte d'infection secondaire.*

L'examen bactériologique nous permit de constater dans le rein, dans la rate, dans le caillot de la phlegmatia et les parois des veines, des microcoques en zooglées ou en chaînettes. Nulle part on ne pouvait retrouver de bacilles typhiques.

Comment ne pas rapprocher ces observations de celles de la pyohémie? Les symptômes en sont atténués, il est vrai, au point de vue clinique, mais cependant déjà nous trouvons un début à grands frissons avec élévation brusque de température, puis la persistance des grandes oscillations thermiques. A l'autopsie, en l'absence de toute autre lésion, l'infarctus suppuré du rein, coïncidant avec la phlegmatia, la présence de micro-organismes identiques dans différents organes, doivent forcément nous faire admettre qu'il s'est agi d'une infection secondaire partie de l'intestin, qui seul n'était pas revenu à l'état normal, et qui présentait encore les traces d'une irritation manifeste.

Ce que nous venons de dire ne nous force nullement à conclure à la gravité de la phlegmatia alba dolens des typhiques, bien que celle-ci soit une manifestation septico-pyohémique. Nous savons qu'il y a là des questions de virulence qui ont été bien mises en lumière par M. Roux et par M. Widal et que la phlegmatia peut être considérée comme le degré le plus léger de l'infection. Il en est de même pour la phlegmatia alba dolens des accouchées, qui, dans certains cas, passe presque inaperçue, et dans d'autres, coïncide avec l'infection purulente la mieux caractérisée.

Résumé. — Nous pensons, en résumé, nous appuyant sur les nombreuses observations que nous avons parcourues et sur nos observations personnelles, que la phlegmatia alba dolens des typhiques débute le plus souvent par une élévation appréciable de température, parfois avec frissons répétés, qu'elle peut évoluer d'une façon favorable et sans autre complication, mais que souvent aussi elle s'accompagne d'autres phénomènes de même ordre (abcès phlegmon, broncho-pneumonie, pleurésie, etc.).

Dans les cas enfin où la mort survient par le fait de la phlegmatia ou à sa suite, il est exceptionnel de ne pas rencontrer à l'autopsie et surtout par l'examen bactériologique, les preuves des phénomènes infectieux dont la phlegmatia était elle-même une des manifestations.

Tuberculose. — On n'a, jusqu'à présent, que des notions très vagues sur ce que sont les accidents infectieux dans le cours de la cachexie tuberculeuse. Nous parlons ici des accidents infectieux produits par d'autres agents que le bacille de la tuberculose, quoique l'on ne connaisse pas non plus bien exactement la part prise par ce dernier dans les diverses lésions que l'on rencontre à la suite de la tuberculose ulcéreuse.

Cependant, depuis le jour où l'examen des courbes thermométriques vint permettre d'établir une analogie entre les accidents septico-pyohémiques d'une part et la fièvre hectique des tuberculeux de l'autre, on chercha à expliquer cette dernière par l'existence de résorptions putrides se faisant au niveau des tubercules ulcérés et ramollis. Pour certains auteurs, il s'agirait d'une septicémie vraie; pour d'autres, d'une simple intoxication. La question n'est pas encore résolue dans ses détails.

Quoi qu'il en soit, il est évident que les cavernes tuberculeuses sont des foyers d'infection toujours en activité.

Les expériences de Samuel ont montré que si l'on injecte dans le tissu cellulaire des animaux les sécrétions purulentes des cavernes des phtisiques, on détermine des phlegmons étendus, avec tous les symptômes de la septicémie.

Cependant, d'autre part, on avait été frappé de ce fait que l'infection purulente vraie était rare chez les tuberculeux.

Le professeur Jaccoud expliquait le fait en montrant que, au point de vue anatomo-pathologique, le développement des tubercules produit, autour des cavernes ou des granulations ramollies, des zones de congestion avec thrombose des vaisseaux qui certainement devaient mettre obstacle à l'infection.

Les expériences de Billroth mettaient sur la voie d'autres explications, que la bactériologie devait plus tard confirmer et développer : nous voulons parler de la variation des effets, suivant la dose de matière purulente injectée et l'état de l'organisme. On a ajouté aujourd'hui la notion de la virulence, totalement inconnue à cette époque.

Toutes ces conditions n'ont pas été suffisamment étudiées, pour qu'on puisse se rendre un compte exact des accidents infectieux de la cachexie tuberculeuse.

Quoi qu'il en soit, certains auteurs ont déjà signalé ce fait que la cachexie tuberculeuse était le résultat de différentes sortes d'infection : tuberculeuse tout d'abord, puis suppurative d'autre part.

Weigert (1), après Recklinghausen, pense et démontre que les nécroses suppuratives, etc., que l'on rencontre dans le cours de la tuberculose sont le plus souvent le fait d'infections surajoutées, qu'elles ne sont rien autre que des complications septiques ou pyohémiques. Il estime, d'autre part, que l'endocardite mitrale, la néphrite subaiguë qu'on rencontre à l'autopsie peuvent être aussi bien le fait de ces accidents secondaires.

Friedlander (2), en 1886, concluait dans le même sens et disait que, pour lui, la cachexie tuberculeuse

(1) WEIGERT. — Zur Tecknik der miscroscopischen Bakterien-Untersuchungen. *Fortschritte der Medicin,* 1886.
(2) FRIEDLANDER. — Etiologie der Inf. Krank. *Fortschritte der Med.,* 1886.

pouvait être considérée comme une infection mixte due au bacille de Koch d'une part, et de l'autre aux microcoques de la suppuration.

Gottstein (1), en 1887, se rattache aux idées précédemment exprimées et montre l'apparition rapide des microbes en chaînettes à la suite de la pénétration de l'agent tuberculeux. La présence de microcoques dans les pleurésies purulentes d'origine tuberculeuse, dans les ganglions caséifiés, n'en est-elle pas une démonstration évidente?

Une observation récemment publiée nous montre que dans certaines conditions, les tuberculeux peuvent redevenir aptes à présenter tous les phénomènes de l'infection purulente typique. Notre collègue et ami Parmentier (2) a rapporté le cas d'une malade diabétique d'ancienne date qui, à l'occasion d'une tuberculose pulmonaire caractérisée par l'existence d'une excavation dans le lobe supérieur du poumon droit, fut prise de frissons répétés avec élévation extrême de la température. Le lendemain on constatait l'existence d'une arthrite du genou gauche, puis du genou droit, avec persistance de la fièvre, vomissements, frissons, etc. A l'autopsie on trouva du pus brunâtre bien lié dans le genou droit. L'examen bactériologique permit de constater la présence dans cette suppuration du staphylococcus albus et du staphylococcus aureus.

L'auteur se demande en terminant quelles peuvent être la porte d'entrée et la pathogénie de cette infection. Il conclut en disant que l'excavation pulmonaire doit

---

(1) GOTTSTEIN. — *Forchritte der med.*, 1886.
(2) PARMENTIER. — *Arch. générales de médecine*. Mai 1889.

certainement avoir fourni les micro-organismes agents de l'infection et que cette dernière a été favorisée par la présence du sucre dans les tissus.

O. Buj vid (1) (de Varsovie) a, en effet, montré que la présence du sucre dans les tissus était une condition excellente pour le développement des micro-organismes de la suppuration.

CAS PERSONNEL. — Nous ne voulons pas terminer sans dire un mot du cas d'artérite tuberculeuse que nous avons pu examiner et dont nous rapportons l'observation (n° I). A l'autopsie, nous avons trouvé des lésions dont la coïncidence avec l'artérite est remarquable (en dehors même des lésions dues en propre à la tuberculose). Nous voulons parler de la dégénérescence amyloïde généralisée. Nous savons que la dégénérescence amyloïde est rarement le fait du bacille tuberculeux lui-même, et qu'elle apparaît surtout à la suite d'anciennes suppurations osseuses ou autres, c'est-à-dire, le plus souvent, résultant d'infections mixtes (Bouchard et Charrin) (2).

Nous n'avons pas pu faire d'examen bactériologique des organes, mais l'artérite était, à notre avis, et d'après nos recherches causée par les micro-organismes de la suppuration. N'y a-t-il pas, dans la coïncidence de ces lésions, une démonstration évidente de la réalité des infections surajoutées dans le cours de la tuberculose ulcéreuse?

CANCER. — Personne ne nie, à l'heure actuelle, que les

(1) O. BUJVID. — *Wien. med. Presse*, n° 16, 1888.
(2) BOUCHARD et CHARRIN. — Dégénérescence amyloïde expérimentale. *Société de biologie*, 13 octobre 1888.

cancers ulcérés puissent s'accompagner de complications infectieuses, reproduisant à différents degrés l'aspect de la septico-pyohémie.

Il suffirait, dans le doute, de consulter les bulletins de la Société anatomique pour constater que de telles complications ne sont pas des raretés.

En 1876, par exemple, Mossé (1) présentait à la Société les pièces d'un malade mort de cancer ulcéré de l'estomac, et à l'autopsie duquel on pouvait constater l'existence de péricardite purulente.

En 1884, le Dr Derville (2) montrait un cancer du foie et de l'estomac qui s'était accompagné d'abcès du foie, de méningite suppurée, et d'endocardite aortique avec polypes pédiculés.

De tels exemples ne sont pas rares, et nous pensons qu'ils seraient plus fréquents si l'on examinait dans tous leurs détails les différents organes des malades morts d'affections cancéreuses, au lieu de se contenter de vérifier purement et simplement le diagnostic clinique.

Il y a, entre autres lésions, une altération assez fréquente chez les cancéreux, qui a été notée plusieurs fois et que nous avons pu nous-même constater à deux reprises, c'est l'existence d'endocardite soit mitrale, soit aortique, avec processus ulcéreux ou non.

Gerhardt et Wagner (3) ont noté, depuis longtemps déjà, la coïncidence de ces endocardites avec les néoplasmes ulcérés de l'estomac et de l'utérus, c'est-à-dire,

(1) Mossé. — *Bulletin de la Société anat.*, juillet 1876.
(2) Derville. — *Eod. loc.*, mars 1884.
(3) Gerhardt. — Ueber Blutgerinnungen im linken Herzohr. *Wurzburg mediz. Zeitsch*, B. IV, p. 150, 1863.

avec ceux dont les surfaces sont le plus en rapport avec l'air extérieur.

Pourquoi, dira-t-on, ces infections secondaires sont-elles plus fréquentes dans le cours du cancer gastrique que dans le cours de différents ulcères ? L'explication nous paraît résider dans la modification profonde de la constitution du suc gastrique, dont l'acidité est généralement augmentée dans l'ulcère et les lésions ulcéreuses de l'estomac, et diminuée, annihilée même presque entièrement, dans le cours du cancer gastrique. Or, nous savons que l'estomac, qui détruit presque entièrement les germes pathogènes à l'état normal, perd cette propriété lorsque, expérimentalement ou pathologiquement, l'acidité du suc gastrique disparaît.

Ne voyons-nous pas, par analogie, le muguet ne se développer dans la bouche et le pharynx que lorsqu'il y a trouvé un milieu favorable par la transformation acide des sécrétions salivaires ?

Au niveau de l'utérus, les conditions ne sont plus les mêmes et on a vu des accidents infectieux apparaître à la suite de corps fibreux ulcérés et purulents, absolument comme dans la période cachectique des épithéliomas. Il suffit pour cela que l'état général de l'organisme, la réceptivité morbide soit la même dans les deux cas, ce qui est la règle pour le cancer, l'exception pour les lésions non néoplasiques.

Or, cette endocardite végétante, survenant dans le cours des cancers ulcérés, a été retrouvée par Lebreton (1) 1883, par Kundrat (2), 1885, etc.

---

(1) LEBRETON. — *Bulletin de la Société anatomique*, 1883.
(2) KUNDRAT. — *Société Imp. Roy. de Vienne*, 1885.

Tous ces auteurs ont pensé qu'il s'agissait de processus emboliques dus, non pas à l'élément cancéreux, mais à des infections secondaires favorisées par l'ulcération cancéreuse.

Dans ces cas, les symptômes habituels sont ceux des infections, élévation de température, frissons, etc., et il n'est même pas besoin que les lésions locales de la septicémie soient profondes pour que les symptômes que nous venons de signaler apparaissent.

Les cancers ulcérés de l'estomac, de l'utérus et des organes en rapport avec l'air extérieur, où ils peuvent puiser des germes infectieux, s'accompagnent assez fréquemment de fièvre, et nous avons pu constater, dans le service de notre maître, le professeur Potain, l'existence d'une fièvre hectique avec frissons vers le soir chez un malade atteint de cancer ulcéré de l'œsophage. Ces symptômes reproduisaient, à s'y méprendre, les accidents septicémiques des tuberculeux avec lésions ulcératives.

Cas personnels. — Les deux observations de phlegmatia cancéreuse que nous avons pu observer dans leurs détails et que nous rapportons à la fin de ce travail, nous montrent la coexistence d'accidents infectieux avec la production de la phlegmatia cachectique.

Dans le premier cas, la réalité d'une infection secondaire est indéniable.

Il s'agit, dans ce cas, d'une malade atteinte d'épithéliome ulcéré de l'utérus. Dans le cours de la maladie, on vit apparaître une phlegmatia de la jambe gauche, puis une péritonite terminale avec frissons répétés. Ces

frissons avaient déjà apparu au moment de la phlegmatia. A l'autopsie, nous pûmes constater l'existence
d'une péritonite purulente, et la présence sur l'endocarde, de tumeurs polypiformes non ulcérées. L'examen
microbiologique nous permit de retrouver des micro-
organismes au niveau de la veine, dans les végétations
de l'endocarde, et dans le foie. Cette observation est
évidemment comparable à ce que l'on peut voir dans les
suites de couches anormales, la porte d'entrée est la
même, les complications identiques.

Quelque temps après, nous pouvions retrouver des
lésions presque analogues chez un malade du service du
professeur Laboulbène. Ce malade, qui était entré à
l'hôpital pour un ulcère variqueux de la jambe droite,
compliqué de phlébite, à ce que l'on pouvait du moins
penser, ne semblait présenter aucun autre symptôme
morbide. Cependant la phlegmatia, partie de la plaie
ulcéreuse, gagnait les grosses veines, puis la veine
fémorale; le malade, s'affaiblissant, présenta une teinte
ictérique manifeste, et bientôt l'on pouvait reconnaître
l'existence d'un cancer primitif des voies biliaires ou du
pancréas accompagné de carcinome secondaire du foie.
Quelque temps avant la mort, apparaissait une phlegmatia alba dolens du côté gauche.

A l'autopsie, outre les lésions signalées, nous pouvions
constater l'existence d'une endocardite mitrale.

Ainsi donc, nous avions pu confirmer, dans ces deux
cas, la possibilité d'accidents infectieux, soit généralisés,
soit localisés, et en même temps, chose instructive, à
notre avis, la coïncidence d'une phlegmatia avec ces
accidents infectieux.

Ne pourrions-nous pas répéter ici ce que nous avons

dit à propos de la phlegmatia des typhiques : la phlegmatia cachectique est le plus souvent une manifestation
septico-pyhoémique, et c'est surtout lorsqu'elle existe que
l'on a chance de rencontrer dans les autres organes
d'autres manifestations de même ordre?

Nous n'avons pas l'intention d'aborder ici l'étude des
autres cachexies et des accidents infectieux qui peuvent
apparaître pendant leur évolution; nous voulons, en
effet, nous borner à ce que nous avons vu et étudié. Les
occasions nous ont manqué pour poursuivre notre
travail en examinant tour à tour la phlegmatia pneumo-
nique, celle que l'on constate après les brûlures
étendues et qui paraissent les plus fréquentes des
phlegmatia chirurgicales, etc. Nous aurions été heureux
de voir si la phlegmatia des pneumoniques s'explique
par la propagation à distance de l'agent infectieux, pneu-
mocoque, ou si elle ne résulte pas d'accidents septicémiques si bien étudiés par le professeur Jaccoud (1).
Le temps et les matériaux nous ont fait défaut pour de
telles recherches.

Quant à la *phlegmatia des chlorotiques*, nous devons
avouer qu'elle nous a longuement préoccupé, pensant
que c'était à son sujet que les objections les plus valables
pourraient nous être faites.

Or, nous n'avons pas vu de phlegmatia survenue
dans le cours de la chlorose, dont nous ayons pu faire
l'étude; nous dirons d'ailleurs que la phlegmatia chlorotique est *extraordinairement rare*, puisque deux cas
authentiques avec autopsie ont seulement été publiés
jusqu'à ce jour. Les simples relations cliniques de
phlegmatia demandent à être sérieusement contrôlées.

(1) JACCOUD. — *Clinique*, anno 1887.

Les erreurs de diagnostic sont à ce sujet assez fréquentes.

Murchison a noté depuis longtemps que les vraies phlegmatia cachectiques sont plus rares qu'on ne pense; nous-même nous avons, à quatre reprises, vainement cherché des coagulations dans des veines que l'on avait cru oblitérées par un caillot.

Ce qui est vrai pour la phlegmatia cachectique l'est encore plus pour la chlorose, et justement, cette année même, notre collègue et ami Tissier a présenté à la Société anatomique les pièces d'une malade morte de chlorose et à l'autopsie de laquelle on n'avait trouvé aucune coagulation, bien que le diagnostic de phlegmamatia alba dolens eût été posé à plusieurs reprises et quelques jours même avant la mort.

Cependant la phlegmatia chlorotique existe, puisqu'elle a été constatée sur le cadavre. Or, elle n'est pas sans soulever bien des hypothèses.

La chlorose créant d'emblée un état cachectique, ne suffira-t-il pas de la moindre porte d'entrée pour permettre aux agents pathogènes de pénétrer l'organisme et d'aller se fixer dans le système vasculaire, lieu d'appel physiologiquement et pathologiquement désigné chez les chlorotiques ?

Enfin est-on bien sûr de connaître, à l'heure actuelle, tous les éléments de la chlorose; sait-on si dans certains cas, elle n'évolue pas rapidement à la façon d'une maladie aiguë et si ce n'est pas justement dans ces cas (Chloroses fébriles) que l'on voit apparaître la phlegmatia (1) ?

(1) Dans une thèse récente, le Dr Proby (*De la thrombose chez les chlorotiques.* Lyon, 1889) note la fréquence de l'élévation de température au début de la phlegmatia des chlorotiques.

Nous voyons que la question de la phlegmatia chlorotique est loin d'être résolue dans un sens ou dans l'autre, que sa pathogénie n'est pas élucidée. Aussi donc, en l'absence d'examen, préférons-nous nous tenir à l'écart et nous borner à ce que nous avons examiné par nous-mêmes.

§ 2 — *La phlegmatia alba dolens des cachectiques peut, dans certains cas, rentrer dans l'ordre des accidents infectieux et s'expliquer par eux.*

DONNÉES CLINIQUES

Nous ne reprendons que brièvement les données cliniques que nous avons suffisamment étudiées dans les différentes parties de ce travail.

Nous pensons d'une part que la phlegmatia alba dolens qui survient dans le cours même des maladies infectieuses, pneumonie, tuberculose aiguë, etc., ne peut trouver sa raison d'être que dans l'agent même de la maladie infectieuse.

N'était ce pas déjà, en 1862, l'avis du professeur Ball qui, voyant apparaître une phlegmatia dans le cours de la granulie, pensait que sa cause résidait « dans le vice tuberculeux » ?

Pour la phlegmatia vraiment cachectique, d'autre part il nous semble que la question est suffisamment jugée en ce qui concerne la fièvre typhoïde, dans laquelle l'état cachectique n'est qu'une cause occasionnelle, et l'infection secondaire, que l'on commence à mieux connaître et à mieux déceler, la cause essentielle.

Pour la tuberculose et le cancer, la réalité de l'action à distance des micro-organismes des infections secondaires, peut-être même de l'agent de l'infection première (tuberculose), nous paraît aussi probable.

En effet, tout en ne considérant que le coté clinique de la question, il nous paraît de plus en plus impossible d'admettre que la coagulation du sang chez les cachectiques résulte d'un phénomène d'ordre purement mécanique, et que la phlegmatia se produise, pour ainsi dire, à froid.

Evidemment, les réactions ne sont pas aussi sensibles que lorsqu'il s'agit d'une maladie aiguë; on peut cependant, dans certains cas, les retrouver, soit du côté de l'état général, soit du côté de l'état local.

Nous avons signalé l'apparition fréquente et à longue échéance, de douleurs plus ou moins vives et irradiées sur le trajet de la veine qui va être atteinte de phlegmatia et qui témoigne de l'ancienneté du travail phlegmasique.

Nous n'avons qu'à rappeler l'histoire de la malade qui fait le sujet de notre deuxième observation. On en trouverait d'autres exemples et notamment des preuves indiscutables dans une observation de M. Hanot et publiée dans la thèse de De Brun (1). Dans une autre observation due au professeur Damaschino, les douleurs apparurent six semaines avant la coagulation.

Notons en deuxième lieu l'élévation de la température, les frissons qui peuvent accompagner le début de la phlegmatia. Les observations n° VII, n° IX et n° X en sont des preuves certaines. Dans les deux dernières

(1) H. De Brun. — *Contribution à l'étude de la phlegmatia alba dolens.* Paris, 1884.

observations, dont nous n'avons publié que les courbes thermométriques, on voit : dans l'observation n° IX, la phlegmatia survenir dans le cours d'une tuberculose s'accompagnant jusque-là de poussées irrégulières de fièvre, et déterminer de suite l'apparition d'une fièvre à type hectique; dans l'observation n° X, il y avait apyrexie complète, la fièvre apparaît avec la phlegmatia, et rien d'autre pendant la vie ou à l'autopsie ne put nous rendre compte de l'élévation de température des derniers jours.

Une fois que la phlegmatia s'est établie avec tous ses symptômes, on peut voir le travail phlegmasique s'étendre à d'autres veines, et alors cette prétendue coagulation spontanée va représenter, presque point pour point, la symptomatologie de la phlébite rhumatismale.

Des observations publiées par MM. le Dr Letulle, Legroux, De Brun, en font foi, et l'on voit, dans ces cas, se produire des coagulations limitées, « petites phlegmatia locales » (De Brun), occupant quelques centimètres d'une veine. Ces coagulations se succèdent à intervalles plus ou moins éloignés, en des points plus ou moins rapprochés, et parfois successivement, sur le trajet d'une même veine. Si l'on veut maintenir dans son intégrité la division ordinairement adoptée, voilà, à coup sûr, des phlegmatia qui ressemblent singulièrement à des phlébites.

Ne terminons pas cette revue clinique sans rappeler la coïncidence d'autres complications phlegmasiques, la production de lymphangite et d'adéno-phlegmon, comme dans l'observation n° II, l'apparition d'abcès cutanés, de phlegmons, comme nous l'avons déjà signalé plus haut, etc.

Peut-être dira-t-on que les exemples que nous avons choisis rentrent justement dans la classe des phlegmatia dites infectieuses par certains auteurs qui, voyant l'impossibilité de maintenir éloignées deux affections que la clinique sépare bien dans leurs traits généraux mais que l'anatomie pathologique et la pathogénie rapprochent, ont voulu établir entre la phlébite et la coagulation spontanée une classe intermédiaire. Nous pensons, pour notre part, que cette classe est artificiellement créée ou bien qu'il faut y faire rentrer la plupart des phlegmatia. Dira-t-on, par exemple, que la phlegmatia puerpérale qui suppure est une phlegmatia infectieuse, que celle qui ne suppure pas est une coagulation spontanée? On ne le peut plus à l'heure actuelle. La cause de ces phlegmatia est commune; seule, la question de la virulence, celle aussi peut-être de la quantité des germes est à considérer, au point de vue pathogénique du moins.

Ainsi donc, en résumé, en ne considérant que le point de vue clinique, rien ne s'oppose à ce que la phlegmatia des cachectiques, absolument comme la phlegmatia des femmes en couches, ne soit, la plupart du temps, un « petit accident de la pyohémie » (1).

DONNÉES ANATOMO-PATHOLOGIQUES

Nos examens anatomo-pathologiques nous ont confirmé dans l'idée précédemment exprimée.

Le siège de la phlegmatia ne correspond pas toujours aux points de moindre vitesse du sang, le début ne se fait pas constamment au fond d'un nid valvulaire, encore

(1) WIDAL. — *Loco citato.*

bien que ces lois justement établies par M. Lancereaux puissent s'accommoder de la théorie infectieuse,
tout autant que de la théorie marastique. Au contraire,
et comme nous l'avons déjà dit, les exceptions que nous
avons constatées nous semblent tout à fait incompati-
bles avec cette dernière.

Les points que nous avons déjà signalés et que nous
voulons seulement rappeler ici ont trait à *l'apparition
rapide et constante de la périphlébite;* celle-ci est tout
au moins contemporaine de la coagulation, et nous
savons que certains auteurs, M. Hanot entre autres,
dans l'observation dont nous avons parlé plus haut, rat-
tachent à la périphlébite les douleurs qui parfois précè-
dent l'apparition de la phlegmatia. Cette lésion avait
déjà été signalée de longue date par Cruveilhier, et
c'était une des raisons que cet auteur donnait pour
défendre sa théorie de la nature inflammatoire des
phlegmatia et de leur origine endophlébitique. A ce propos aussi, nous rappellerons les inflammations précoces
du tissu cellulaire périveineux, l'existence de ces lym-
phangites qui peuvent ou non aboutir à la formation
d'adénite ou d'adéno-phlegmon (observation n° VII).
Certains auteurs, frappés de l'existence fréquente de ces
adénites, ont même pensé pouvoir admettre l'origine
lymphangitique des coagulations intravasculaires. Le
professeur Jaccoud s'est fait le défenseur de cette
théorie. Pour nous, nous ne voyons là que deux manifestations connexes d'un même processus pathologique.

Les *lésions endophlébitiques* étaient constantes dans
les cas que nous avons observés, toujours nous avons
pu constater à l'œil nu l'aspect dépoli de la surface
interne, parfois l'existence de bourgeons endophlébiti-

ques avec vascularisation des tuniques internes du vaisseau. Nous insistons même sur ce fait, que dans l'observation n° II les bourgeons endophlébitiques étaient déjà visibles aux points où le caillot n'adhérait pas encore. On ne peut pas nier qu'en ces points l'adhérence du caillot dût forcément résulter de l'inflammation endophlébitique. Nous estimons que ce qui se passait pour ces caillots secondaires, prolongés, avait dû se produire pour le point primitivement adhérent de la coagulation et s'expliquer de la même façon, c'est-à-dire, par une inflammation primitive de l'endoveine. Les lésions épithéliales nous ont toujours nettement apparu. En de certains points, l'épithélium avait disparu, en d'autres, il se montrait tuméfié, granuleux. Parfois on voyait déjà un épaississement notable de cette tunique, avec apparition des fibrilles du tissu conjonctif et présence de cellules plates allongées. On pourra objecter que ces lésions étaient secondaires à la présence du caillot, les phlegmatia que nous avons observées n'étant pas de date récente. L'artérite cachectique dont nous rapportons l'examen (observation n° I) et dans laquelle la coagulation ne remontait qu'à deux jours, présentait des lésions chroniques, aussi ne pouvons-nous pas nous appuyer beaucoup sur ce fait; mais dans la phlegmatia consécutive à une fièvre typhoïde (observation n° II), la coagulation datait également de quelques jours, et de plus certains points paraissaient de date tout à fait récente. Or, dans ce cas, nous avons également rencontré les lésions susindiquées. De tout ce qui précéde, il résulte que nous souscrivons entièrement aux assertions du Dr Renaut (1) : « La coagulation des liquides fibri-

(1) RENAUT. — De la phlegmatia alba dolens. *Revue de médecine*, 1880, p. 349.

« nogènes contenus dans des espaces limités par un
« endothélium s'effectue du reste toujours consécutive-
« ment à une lésion de la surface endothéliale », et
plus loin : « Dans la phlegmatia cachectique, ou il y
« endophlébite, et il y a caillot, ou il n'y a pas d'en-
« dophlébite, et la veine est libre. »

Toutes ces lésions enfin, ainsi que les lésions à distance que nous avons déjà rappelées et dont plusieurs
coïncidaient avec la phlegmatia (infarctus suppuré du
rein, endocardite, etc.), nous ont paru pouvoir s'expliquer exclusivement par des phénomènes inflammatoires
d'ordre infectieux dont l'examen bactériologique nous a
d'ailleurs donné la preuve.

Données bactériologiques et expérimentales

La présence d'agents infectieux dans le *sang en mouvement* n'est pas toujours de constatation facile. Les travaux de M. Pasteur ont, en effet, montré que le sang
était, pour les micro-organismes, un mauvais milieu de
culture. Une seule espèces microbienne y paraît assez
communément : c'est l'agent pathogène des fièvres palustres, et encore cet agent ne se rencontre-t-il qu'au
moment même des accès fébriles.

En dehors de ces notions, les données sont restées
peu fécondes.

Osler et Schafer (1) ont bien annoncé la présence
dans le sang, d'espèces bactériennes ; ils n'en ont donné

---

(1) OSLER et SCHAFER. — *Centralblatt fur die Medizinischen Wissenschaften*,
1873-1874.

ni les procédés de culture, ni les signes de différenciation.

Wissokowitsch (1) le premier a donné des notions
plus exactes sur l'apparition et l'évolution des micro-organismes dans le sang. Cet auteur a montré que les microbes injectés dans le sang disparaissaient très rapidement de la circulation. Mais si ces microbes sont pathogènes, on les voit bientôt réapparaître et d'autant plus
vite que les doses injectées sont plus considérables.
Pour cet auteur, la disparition se ferait surtout au niveau des capillaires. Les micro-organismes s'accumu-
lent en ces points et surtout dans l'intérieur même des
cellules endothéliales qui forment le revêtement de ces
capillaires. Ce serait à ces cellules endothéliales que serait surtout dévolu le rôle de lutter contre les microbes
pathogènes ou non pathogènes et de les détruire.

Banti (2) a confirmé les expériences de Wissokowitsch. Comme ce dernier auteur, il a vu que les microbes non pathogènes disparaissaient rapidement du
sang et que c'était surtout les leucocytes et les cellules
endothéliales des capillaires qui étaient chargés de les
détruire. Presque toujours on trouvait les micro-organismes contenus dans ces éléments.

Mais cet auteur a fait d'autres expériences également
intéressantes. Si des bactéries non pathogènes injectées
par voie trachéo-bronchique ne passent pas dans le
sang, il n'en est pas de même pour les bactéries pathogènes que l'on peut retrouver dans la circulation (pneu-
mocoque de Fraenkel, bacillus anthracis, etc.).

(1) WISSOKOWITSCH. — Sur le rôle des micro-organismes injectés dans le
sang des animaux à sang chaud. *R. Koch's und Pflugger's Zeits. für Hyg.* 1886.
(2) BANTI. — Sur la description des micro-organismes dans l'organisme
Arch. per le Scienze Medic., vol. XII, 1888.

De même le bacille de Finkler et Prior, le streptococcus aureus, injectés dans le péritoine, pénètrent rapidement dans le sang à travers les lymphatiques.

Les examens sur l'homme ont rarement donné des résultats positifs. Widal a recueilli chez une femme atteinte de fièvre puerpérale et pendant un frisson, du sang au niveau de l'index. Les bouillons ensemencés avec ce sang sont restés stériles. Cependant l'autopsie et l'examen bactériologique permirent de constater en différents organes le streptococcus pyogènes à l'état de pureté.

Nous même avons essayé à différentes reprises de faire des examens et des cultures avec le sang du doigt. Nous avons choisi vingt malades, dix-huit atteints de tuberculose et deux de fièvre typhoïde, les premiers en pleine période de fièvre hectique, les deux autres au moment de la période des grandes oscillations. Une de ces dernières malades était celle qui était atteinte de phlegmatia alba dolens, et d'accidents infectieux dont nous devions plus tard avoir les preuves anatomiques. Dans aucun de ces cas nous n'avons pu constater la présence de micro-organismes ; tous nos bouillons sont restés stériles. Les mêmes expériences ont été tentées pour différentes affections et n'ont donné des résultats positifs que dans des cas assez exceptionnels.

Neuhaus (1) le premier a prouvé l'existence du bacille typhique dans le sang des malades, mais seulement dans le sang tiré des taches rosées de la peau. Il n'a eu, d'ailleurs, que neuf résultats positifs sur quinze observations.

---

(1) NEUHAUS. — In EICHHORST (*Pathol. interne*). T. IV, p. 378.

Seitz (1) n'a eu que des résultats positifs. Rutimeyer a confirmé les recherches de Neuhaus.

Dunin (2) a pu constater, après des ponctions de la rate faites du vivant du malade, la présence du bacille typhique et de différents micro-organismes de la suppuration. Nous avons dit que M. Chantemesse avait fait les mêmes constatations.

Pour la tuberculose, les recherches ont été plus nombreuses, et souvent ces recherches ont été couronnées de succès.

Weichselbaum (3) examinait le sang retiré au moyen de ventouses scarifiées. Dans trois cas, chez des sujets atteints de tuberculose miliaire aiguë, il a pu constater la présence du bacille de Koch. Kowalski qui, plus tard, répéta les mêmes recherches, ne put arriver à un résultat positif, mais cet auteur n'a tenté des cultures que sur quelques gouttes de sang prises au doigt.

Pulhauf (4) a, de même, trouvé des bacilles dans le sang de l'artère basilaire et des veines pulmonaires chez un malade mort de tuberculose pulmonaire et méningée.

Rutimeyer (5), qui a repris ces recherches, n'a pas trouvé les bacilles spécifiques dans le sang retiré de la rate par ponction chez un malade atteint de tuberculose miliaire généralisée. Après la mort, ce même organe présentait en grande abondance des bacilles de Koch.

(1) Seitz-Rutimeyer, in Eichhorst. *Path. Int.*, Paris, 1889.
(2) Dunin. — *Loco citato*.
(3) Weichselbaum. — Des bacilles dans le sang au cours de la tuberculose miliaire aiguë. (*Soc. de Med. de Vienne*) 29 février 1884.
(4) Pulhauf. — *Revue des sciences médicales*. Vol. XXVI, p. 135.
(5) Rutimeyer. — *Corr. Blatt. f. Schweiz. Aerzte*. Octobre 1885.

Dans un autre cas, une ponction faite un quart d'heure avant la mort, lui donna un résultat positif.

Nous avons, pour notre part, examiné, aussitôt après la mort, le sang extrait de la rate par ponction chez un malade mort de tuberculose aiguë dans le service de notre maître le professeur Potain. Nous avons constaté la présence du bacille de Koch. Un cobaye fut inoculé avec le liquide retiré par ponction. Quelques minutes après, nous avons inoculé, par voie péritonéale, un autre cobaye avec le produit de raclage de la pulpe splénique. A l'examen macroscopique, la rate était seulement augmentée de volume et ne présentait qu'une congestion intense sans granulations.

Ces deux cobayes moururent, l'un au bout de trente-cinq jours, l'autre après quarante-huit jours, et présentèrent à l'autopsie, toutes les lésions de la tuberculose expérimentale.

Notons de plus cette particularité intéressante que, pendant la vie, le malade avait présenté des taches purpuriques avec sphacèles consécutifs de plusieurs orteils, ce que notre maître, le professeur Potain, rattachait avec grande vraisemblance, soit à des accidents infectieux des gros vaisseaux, soit plutôt à de petites embolies capillaires, d'origine microbienne.

La recherche des micro-organismes *dans les vaisseaux et dans le sang des petites veines thrombosées* a donné des résultats généralement plus positifs.

Weigert (1), en 1882, avait déjà recherché quels peuvent être l'action du bacille tuberculeux sur les parois des veines, et son rôle dans la pathogénie de l'infection.

_____

(1) Weigert. — Sur les tubercules des veines et leur rapport avec l'inflammation tuberculeuse du sang. (*Arch. fur An. und Phy.*, B. 88, 1882.)

Dans un cas, il avait pu suivre le développement du bacille tuberculeux sur la paroi interne des vaisseaux ; il avait insisté sur la présence des ganglions au voisinage de ces vaisseaux, non point pour déduire de la compression la possibilité de stase ou de coagulation, mais pour montrer que ces ganglions, véritables foyers de tuberculose, étaient, de par ce fait, des menaces constantes pour les vaisseaux, et par leur intermédiaire, pour tout l'organisme.

Il reprenait cette étude en 1884 (1), et, contrairement à Ponfick qui mettait dans le canal thoracique l'origine de l'infection tuberculeuse, il la plaçait dans les veines ; le premier, enfin, il commençait à étudier la phlébite tuberculeuse. Il la constatait avec coagulation treize fois dans les veines pulmonaires, une fois dans la veine thyroïdienne, une fois dans la veine surrénale, et il concluait en disant que tous les foyers veineux thrombosés des veines pulmonaires semblaient contenir des bacilles dans le cours de la tuberculose pulmonaire.

En même temps on étudiait les petites coagulations des veines rénales dans le cours de la tuberculose et des autres maladies infectieuses.

Différents auteurs avaient pu constater des microorganismes dans les coagulations.

Cornil et Babès (2) en 1885 ont communiqué à l'Académie de médecine un mémoire dans lequel ils indiquaient la présence des bacilles dans les vaisseaux oblitérés, au centre des granulations tuberculeuses ; ils

---

(1) Weigert. — Les voies de propagation de l'infection tuberculeuse. *Berl. klin. Woch.*, 14 janv. 1884.
(2) Cornil et Babès. — *Acad. de médecine*, 24 avril et 1er mai 1883.

ont constaté ces mêmes bacilles dans les capillaires et les petites veines, dans un cas de tuberculose du pharynx.

Benda (1) en 1884 a vu également les caillots sanguins au voisinage de foyers ramollis des reins remplis de bacilles tuberculeux.

Enfin Durand-Fardel (2), dans un vaisseau du rein, a pu voir une masse de bacilles tellement considérable « qu'elle semblait être le résultat d'une injection de « matière colorante rouge ; ces bacilles siégeaient au « milieu d'une masse grenue où l'on distinguait des « globules rouges et surtout des leucocytes. Il y avait « là, sinon un thrombus, au moins un ralentissement « considérable du courant sanguin. »

Bientôt on arrivait à mieux connaître la pénétration des micro-organismes dans les vaisseaux, et, en 1885, Cornil et Babès (3) disaient : « Les micro-organismes « pénètrent et se multiplient dans le sang en circu- « lation. Certains microbes siégeant primitivement dans « les foyers périvasculaires traversent les parois des « vaisseaux ; la coagulation du sang, l'inflammation et « le ramollissement des parois vasculaires favorisent ce « passage des bactéries. »

Enfin, poursuivant l'étude de la dispersion du bacille tuberculeux au sein de l'organisme et surtout dans la circulation, on arrivait à retrouver le bacille de Koch sur l'endocarde, dans les cas d'endocardite liée à la tuberculose. (Cornil.)

Nous voyons donc que, par ces patientes recherches,

(1) BENDA. — *Berlin klin. Woch.*, 1884.
(2) R. DURAND-FARDEL. — *Loco citato.*
(3) CORNIL et BABÈS. — *Les Bactéries*, 1886.

on est arrivé à prouver l'existence de certains micro-organismes dans le sang et dans les caillots sanguins de différents organes. Jusqu'à présent, la démonstration ne s'étendait qu'aux capillaires et aux petites veines. On n'avait pas encore abordé l'examen des *grosses veines* et de leur coagulation.

Certains auteurs pensaient que ces recherches pouvaient donner des résultats positifs. Nous avons vu que c'était l'opinion de Dunin; de même les auteurs de l'article « Phlébite » du *Dictionnaire encyclopédique* disaient hypothétiquement : « Quant aux phlegmatia des « cachectiques, leurs manifestations inflammatoires « sont peu accusées et, peut-être comme pour la « phlegmatia des maladies graves, doit-on penser qu'il « se fait une localisation microbienne ou néoplasique « déterminant les phénomènes observés du côté des « veines. »

M. Doléris, en 1880, constata, le premier, la présence de micro-organismes au niveau des veines oblitérées de la phlegmatia puerpérale.

Widal reprit ces études et donna une description complète de ces micro-organismes, de leur développement au niveau de la paroi interne des veines et de leur rôle dans la coagulation.

M. Chantemesse (1) enfin rencontra, le premier, le bacille tuberculeux dans le caillot d'une phlegmatia cachectique, ainsi que dans les parois mêmes de la veine.

OBSERVATIONS PERSONNELLES. — Nous avons nous-même, dans de nombreux cas, recherché la présence de

(1) CHANTEMESSE. — In Thèse WIDAL.

micro-organismes dans les phlegmatia alba dolens des cachectiques; nos résultats ont été positifs dans au moins cinq cas. Nous faisons en effet des réserves pour l'observation n° VI, car le procédé de conservation de la veine dont nous nous étions servi ne nous a pas donné toutes les garanties nécessaires.

Dans cinq cas bien authentiques, nous avons pu constater la présence de micro-organismes : microcoques de la suppuration dans quatre cas, bacille tuberculeux dans un cas.

Nous devons ajouter que ces phlegmatia ne sont pas les seules que nous ayons eu à examiner. Dans six autres cas, nos recherches ont été vaines. Il ne faut donc pas s'attendre à déceler facilement la présence des micro-organismes dans les coagulations des cachectiques. Nous ne voulons cependant pas conclure de ces recherches infructueuses que dans ces cas la thrombose marastique pouvait seule expliquer la coagulation. La théorie marastique reste, à notre avis, aussi insuffisante pour ces cas que pour les autres. Nous croyons, au contraire, que le perfectionnement des procédés de recherches, des indications plus précises sur la façon d'examiner les veines thrombosées, diminueront de jour en jour le nombre des résultats négatifs. Nous sommes même convaincu que certains échecs que nous avons eus au début de nos recherches, auraient pu être évités si nous avions procédé avec la méthode que nos examens ultérieurs et l'expérience nous ont montré conduire le plus sûrement au but.

Les causes d'échec sont en effet nombreuses.

a) Les coagulations marastiques s'étendent au loin dans les veines: toutes les parties de la phlegmatia ne contiennent pas nécessairement de micro-organismes. Il est le plus souvent inutile d'en chercher dans les parties non adhérentes du caillot, dans le *caillot prolongé* de Virchow. Or il est souvent difficile de savoir où a exactement commencé la coagulation, et c'est cependant bien souvent en ce point seul et dans le voisinage que l'on rencontrera les micro-organismes. Les recherches sont plus faciles quand la phlegmatia a procédé par îlots (observation I et observation II), car dans ce cas, les points atteints sont multiples.

b) Une deuxième cause d'erreur réside dans *l'ancienneté du caillot*. Lorsque celui-ci est depuis longtemps adhérent, lorsque, par exemple, la phlegmatia remonte à plus de quinze jours ou trois semaines, les micro-organismes semblent diminuer de nombre, à moins qu'il ne s'agisse d'agents pathogènes, tels que le bacille de la tuberculose.

c) Enfin il faut bien dire que *le procédé de coloration* de Weigert, malgré les immenses avantages qu'il offre pour la recherche des micro-organismes, ne réalise pas encore toutes les conditions désirées. Par ce procédé (1), comme l'on sait, les fibrilles de tissu conjonctif et la fibrine se trouvent colorées aussi bien que les micro-organismes. Lorsque la décoloration n'est pas parfaite, ce qui est très fréquent, il est difficile de déceler les amas microbiens au milieu des filaments ou des granulations de fibrine, et, comme nous le verrons, c'est seulement au milieu de ces éléments que les amas microbiens

---

(1) Le procédé de Weigert consiste, comme l'on sait, dans l'emploi de la double coloration par le carmin (ou picro-carmin) et le violet d'aniline en solution concentrée à chaud. Décoloration par l'huile d'aniline après l'emploi de la solution de Gram.

se rencontrent le plus souvent. Nous conseillons, dans ces cas, de laisser agir assez longtemps la solution colorante (12 à 15 minutes) et assez longtemps également l'iode-ioduré (2 minutes 1/2); dans ces conditions, la fibrine se décolorera peut-être incomplètement, mais on sera sûr, en tous cas, de déceler, même au milieu d'elle, la présence des micro-organismes que l'on verra trancher, par leur coloration foncée, sur le réseau ou les granulations de la fibrine d'aspect beaucoup plus pâle.

Quoi qu'il en soit, nous voyons que les causes d'erreur sont encore appréciables; c'est ce qui nous permet de penser que le perfectionnement des procédés diminuera probablement le nombre des résultats négatifs. — Il est inutile d'ajouter qu'il faudra, toutes les fois qu'on pourra le faire, contrôler les recherches par les cultures et les inoculations.

Nous avons dit que dans quatre cas nous avons pu retrouver des microcoques de la suppuration dans le caillot et les parois de vaisseaux atteints de thrombose cachectique. Trois fois il s'agissait de plegmatia et une fois d'artérite.

Nos trois cas de phlegmatia étaient survenus une fois dans le courant de la *tuberculose pulmonaire*, une fois à la suite d'un *épithélioma ulcéré du col de l'utérus*, une fois comme complication d'une *fièvre typhoïde grave*.

Nous relaterons tout d'abord ce que nous avons observé dans les thromboses tuberculeuses (phlegmatia-artérite).

La phlegmatia alba dolens (Obs. n° IV) était déjà d'ancienne date, elle remontait à trois semaines; le caillot était adhérent de toutes parts, l'organisation commençait, mais en aucun point il n'y avait de trace de ramollissement puriforme.

Nous ne ferons pas ici la description anatomo-pathologique et bactériologique complète de ce que nous avons constaté, nous renvoyons pour cela à l'observation publiée à la fin de ce travail.

Nous dirons seulement que des coupes faites à plusieurs hauteurs de la veine thrombosée ne nous avaient donné aucun résultat positif, lorsque, sur de nouvelles coupes faites au niveau de la veine fémorale, au point où celle-ci s'abouche avec la saphène, nous pûmes constater la présence de micro-organismes isolés dans les parties centrales du caillot, réunis en amas zoogléiques beaucoup plus riches aux points de prolifération de la tunique interne, et en plein bourgeon endophlébitique. Ces micro-organismes se trouvaient pour la plupart isolés entre les faisceaux conjonctifs de nouvelle formation; on ne les voyait pas, comme dans les coagulations récentes, pénétrer les éléments de la tunique moyenne; la fibrine était rare autour d'eux et ils semblaient avoir perdu tout rôle actif dans la transformation secondaire du caillot. Les amas étaient d'ailleurs peu nombreux et ne se retrouvaient pas sur d'autres coupes faites dans le voisinage du point susindiqué. Les tuniques externes ne présentaient pas non plus de micrococoques.

Les cultures faites sont restées stériles. Il faut dire que nous avons fait des inoculations avec des parcelles retirées de la veine poplitée, de la fémorale à la partie moyenne et de la veine fémorale au pli de l'aine, tous points que l'examen microscopique nous a montrés ne contenir aucun micro-organisme.

Notre observation d'artérite est beaucoup plus complète; cette artérite était d'ailleurs de date toute récente.

Comme on peut le voir dans le compte rendu de nos examens, deux points adhérents nous ont donné des résultats positifs pour les cultures et les examens microscopiques.

Des micro-organismes, en chaînettes le plus souvent, en amas zoogléiques ou bien en diplocoques, ont été retrouvés par nous dans la tunique externe de l'artère et surtout dans les vasa vasorum. On en rencontrait encore dans les vaisseaux de nouvelle formation qui pénétraient la tunique moyenne, et, enfin, sur la tunique interne apparaissaient des amas microbiens dont on retrouvait encore les éléments jusque dans le caillot, mais en ces points, les micro-organismes étaient beaucoup moins abondants.

Deux points intéressants sont à noter: l'un concerne le siège de ces micro-organismes par rapport aux éléments des diverses parties de l'artère thrombosée, l'autre a trait à la porte d'entrée probable de l'infection.

Relativement *au siège*, on peut dire que les vasa vasorum de la tunique externe qui ne contenaient pas de fibrine ne contenaient pas non plus de micro-organismes et, réciproquement, que tout capillaire qui contenait des microcoques présentait un réseau plus ou moins riche de fibrine en fibrilles. Sur la paroi interne, les microcoques étaient surtout abondants là où l'on voyait les amas leucocytiques les plus riches avec précipitation de la fibrine.

La *porte d'entrée* était plus difficile à déterminer. Ces micro-organismes avaient-ils été apportés par la grande circulation, étaient-ils venus de dehors en dedans par

l'intermédiaire des vasa vasorum et des tuniques artérielles? Nous savons que Weigert fait jouer, dans le
mécanisme de l'infection tuberculeuse, un grand rôle
aux ganglions qui, accolés aux veinules, sont pour celles-
ci des foyers d'inoculation tuberculeuse. Les microbes
pathogènes, suivant cet auteur, gagneraient de proche en
proche les tuniques veineuses, puis la circulation, en
produisant peu après la coagulation du sang dans les
petites veinules ainsi atteintes; or, dans notre observation, on peut voir qu'il y avait un ganglion accolé à
l'artère, ce ganglion n'était pas caséifié, mais déjà dans
les parties périphériques commençaient à apparaître
des microcoques en chaînettes. Ces chaînettes se retrouvaient dans les vasa vasorum, dans la tunique moyenne,
puis sur la tunique interne, mais en ce point les chaînettes étaient moins complètes, on voyait surtout les
formes de diplocoques ou des amas zoogléiques. Ne
peut-on pas penser que ce ganglion, lieu d'appel pour
les micro-organismes venus des cavernes pulmonaires,
a lui-même été un agent de l'infection secondaire qui
devait gagner l'artère par les vasa vasorum, et traverser
facilement les parois altérées, comme M. le professeur
Cornil l'a nettement établi pour d'autres infections.

Nulle part nous n'avons pu déceler la présence du
bacille de Koch.

Disons enfin que les cultures, complétées par des
inoculations à des animaux, nous ont montré qu'il s'agissait de microcoques répondant aux caractères du *streptococcus pyogenes*.

Des deux autres phlegmatia dont nous avons encore à
rapporter l'examen, la première s'était produite à la
suite d'une fièvre typhoïde grave.

Nous avons, dans les différentes parties du caillot et dans les tuniques de la veine thrombosée, retrouvé les mêmes micro-organismes que précédemment. Deux points ont été surtout riches en microcoques : l'un correspondait à la partie moyenne de la veine tibiale postérieure (caillot adhérent); l'autre à la partie de la fémorale qui s'abouche avec la saphène. L'endothélium de revêtement était, à ce niveau, soit absent, soit profondément modifié, et l'on voyait certains éléments véritablement pénétrés et dissociés par les micro-organismes. Ceux-ci se retrouvaient, comme toujours, en contact avec les éléments leucocytiques, et il n'y avait guère de bourgeon endophlébitique qui n'en contînt à sa base et entre ses divers élements constitutifs.

Dans les coupes faites sur la fémorale, nous avons retrouvé ces micro-organismes jusque dans la tunique moyenne, mais jamais dans la tunique externe ni dans les vasa vasorum, contrairement à l'observation précedente. Nous devons ajouter que nous avons, en différents points, constaté la présence de microbes en bâtonnets dont les caractères n'ont pu être précisés par nous, les cultures ne nous ayant donné aucun renseignement à ce sujet. Tout ce que nous pouvons affirmer, c'est qu'il ne s'agissait par de bacilles typhiques, la coloration par la méthode de Ziehl ne nous ayant pas donné de résultat. De plus, ce microbe se colorant par la méthode de Weigert, cela éloignait l'hypothèse que nous puissions avoir affaire au bacille d'Eberth et de Gaffky. Peut-être s'agissait-il d'un des nombreux microbes en bâtonnets que contient l'intestin et que l'on retrouve souvent dans les infections secondaires consécutives aux maladies de cet organe (voies biliaires et foie, par exemple.

Les microcoques dont nous avons parlé plus haut ont été retrouvés par nous dans le rein, la rate. — L'infection était indubitable, elle était vraie pour la veine comme pour les autres organes. Le bacille typhique n'y était pour rien; nulle part nous ne l'avons retrouvé. L'anatomie pathologique microscopique concordait d'ailleurs de tout point avec cette idée qu'il ne s'agissait nullement d'infection typhique récidivée.

Nous dirons, en terminant; que la rapidité avec laquelle nous avons examiné les pièces après la mort, rendait toute cause d'erreur impossible, les organes sur lesquels ont porté nos recherches n'ayant pu subir aucune sorte d'altération ou d'infection cadavérique.

La phlegmatia survenue dans le cours d'un épithélioma du col utérin nous a paru également reconnaître comme cause une infection secondaire par les microcoques de la suppuration.

Dans ce cas, l'examen macroscopique permettait déjà de voir des altérations pyohémiques (péritonite purulente, dégénérescence graisseuse du foie, endocardite végétante, etc.).

Le streptococcus pyogenes a été retrouvé par nous dans la veine thrombosée et dans le caillot ainsi que dans le foie. Les micro-organismes se rencontraient dans les parois de la veine, tunique externe, tunique moyenne, mais surtout sur les confins de la tunique interne.

L'endocardite nous a paru, au point de vue bactériologique, dépendre d'une infection mixte : microbes en chaînettes, microbes en bâtonnets, comme cela est fréquent pour l'endocarde. La différenciation exacte de ces micro-organismes ne nous a pas été possible.

Dans un dernier cas que nous avons jusqu'à présent laissé de côté, il ne s'agissait plus d'infection par les streptocoques, mais bien *d'infection par le bacille tuberculeux*. En effet, comme on peut le voir dans l'observation n° V, dont les pièces nous ont été confiées par notre collègue Laffitte, l'emploi des méthodes d'Ehrlich et de Ziehl nous a permis de retrouver le bacille de Koch dans le caillot près des parois de la veine, le long de la paroi interne, et surtout au milieu des amas leucocytiques qui la bordaient. Les mêmes bacilles se trouvaient encore au niveau de la tunique interne, dans la couche endothéliale. L'endothélium avait disparu dans la plupart des points examinés, ou bien on le retrouvait encore, mais profondément altéré. La phlegmatia était de date trop ancienne pour qu'on pût reconstituer exactement l'évolution des lésions qui avaient amené la coagulation, et définir d'une manière précise le rôle du bacille tuberculeux. Nous voulons simplement noter, après MM. Chantemesse et Widal qui ont publié une observation analogue, le résultat positif de nos recherches.

Nous avons essayé de reproduire expérimentalement quelques-uns des accidents de la phlegmatia; nos expériences peuvent être divisées en deux séries.

Dans une première série d'expériences, nous avons étudié les modifications qui survenaient dans la circulation lorsque, après avoir fait des lésions veineuses diverses, on introduisait dans les vaisseaux des cultures pures de streptocoques (pyogencs, pyogenes aureus, etc.).

Nous procédâmes de la façon suivante :

Sur un chien endormi par l'atropomorphine, nous

découvrons successivement les deux veines fémorales. Nous en isolons un fragment au moyen de deux ligatures de fil plat, très modérément serré, de façon à ralentir la circulation sans l'arrêter. D'un côté, nous faisons une lésion de l'endothélium en introduisant par une collatérale une aiguille flambée. De l'autre, nous ne faisons aucune lésion de la paroi. Immédiatement après, nous découvrions la veine jugulaire et faisions dans son intérieur une injection de 1 cent. cube de culture pure de streptococcus aureus. Après trente-six heures, nous avions un caillot bien constitué dans la première fémorale, la deuxième veine était libre. L'examen bactériologique nous a permis de retrouver des streptocoques sur la paroi de la veine lésée et au niveau même de la lésion.

Dans une seconde série d'expériences, nous avons étudié l'action des *cultures filtrées* sur la coagulation du sang.

Nous savons qu'Armin Kohler (de Dorpat) a étudié très en détail l'action des divers septiques sur la coagulation du sang (1), il conclut de nombreuses expériences que le pus frais peut, dans certaines conditions, surtout lorsque l'animal est cachectique, amener la coagulation du sang. De plus cet auteur éprouve le regret de ne pouvoir faire les mêmes recherches en employant seulement les produits solubles sans mélange de corps étrangers, infusoires, éléments vivants, etc.

Nous avons repris ces expériences en nous servant de cultures filtrées de streptococcus aureus, nous sommes arrivé au même résultat que Kohler : dans les trois

(1) ARMIN KOHLER. — *Ueber Thrombose und Transfusion Eiter und septische Infection und deren Beziehung zum Fibrinferment.* Dorpat, 1877

expériences que nous avons faites, ces liquides nous ont paru avoir une influence manifeste sur la rapidité de la coagulation du sang (1).

Nous ne retiendrons de ces expériences que deux faits qui nous semblent dès maintenant complètement acquis. C'est d'abord la possibilité de retrouver en un point lésé d'une veine, des micro-organismes introduits dans le torrent circulatoire, de même qu'on les retrouve en un point lésé de l'endocarde (Wyssokowitch). C'est, en deuxième lieu, l'action coagulatrice que possèdent les produits solubles de certains de ces micro-organismes.

(1) Nous nous proposons de publier plus en détail cette série d'expériences encore en cours d'exécution, au moment où ce travail a dû être fait.

ESSAI DE PATHOGÉNIE & CONCLUSION GÉNÉRALE

L'énoncé du titre qui précède indique que notre intention n'est pas d'affirmer à la phlegmatia alba dolens des cachectiques un mécanisme et des lois formels. Il y a encore trop d'inconnues dans le problème pour qu'une telle affirmation soit permise.

Il faudrait d'abord connaître exactement quelles sont les altérations que les micro-organismes et leurs produits solubles déterminent dans la crase sanguine, et nous savons que les difficultés sont déjà grandes lorsqu'il s'agit seulement de démontrer la présence de ces micro-organismes dans le sang. Il faudrait ensuite établir d'une façon précise la voie de pénétration des microbes, leur action sur l'endothélium, etc. Toutes ces questions sont de connaissance absolument récente, et malgré la foi que nous avons dans l'exactitude de nos examens et de nos expériences, les faits observés ne sont pas assez nombreux pour que le problème de la pathogénie puisse être abordé par nous autrement qu'à titre d'essai.

Nous pouvons cependant tirer quelques conclusions des recherches que nous avons entreprises.

Il nous semble tout d'abord établi que la possibilité d'infection secondaire dans le courant des cachexies est une réalité, et que l'étude de ces infections doit de jour en jour jouer un rôle plus important pour la connaissance des diverses altérations pathologiques que l'on peut rencontrer (broncho-pneumonie, endocardite, phlegmatia, dégénérescence graisseuse et amyloïde).

Les portes d'entrée de ces infections sont multiples : cavernes pulmonaires, surface ulcérée des cancers, etc., et même toute plaie du tégument externe.

La voie de l'infection peut être la grande circulation ou la circulation capillaire. Les micro-organismes introduits dans la grande circulation vont se fixer aux points où la vitesse du sang est la plus faible (base des valvules, éperons, etc. C'est la théorie soutenue par Klebs pour la pathogénie des phlébites et des endocardites, théorie également acceptée par MM. Cornil et Babès. Les micro-organismes peuvent-ils, par leur contact, léser un endothélium sain et déterminer ainsi une lésion de la paroi interne du vaisseau? c'est une opinion probable, mais qui ne peut encore, à l'heure actuelle, être affirmée d'une façon positive.

Le professeur Bouchard pense que le ralentissement de la circulation est une condition importante pour que ce processus pathologique s'opère. Nous pensons que cette assertion est pleinement justifiée.

Dans d'autres cas, il nous a semblé que la voie de pénétration des micro-organismes était autre, et que les germes infectieux apportés par les vasa vasorum traversaient successivement les tuniques artérielles ou veineuses pour venir se fixer dans la couche sous-endothéliale et dans l'endothélium lui-même. Cette opinion a été déjà émise par Koster à propos de l'endocardite, et Cornil et Babès pensent qu'elle pourrait se trouver justifiée dans certains cas. L'observation n° I nous force à conclure dans le même sens.

Rien d'ailleurs ne s'oppose à ce qu'une telle opinion puisse être légitimement défendue. Weigert la croit exacte en ce qui concerne la pénétration des parois veineuses par le bacille tuberculeux parti des ganglions accolés aux veines pulmonaires. Cornil et Babès pensent, de même, que les altérations des tuniques vasculaires enlèvent aux divers éléments du vaisseau la propriété de réagir contre l'agent infectieux et permettent à celui-ci son cheminement à travers les parois. Cette opinion avait d'ailleurs déjà été émise par Durante (1) pour expliquer la pénétration de certains corps étrangers à travers les parois des vaisseaux. Aussi les auteurs de l'article « Phlébite » dans le *Dictionnaire encyclopédique* ont-ils pu dire avec raison : « Il est probable « qu'un courant en sens inverse du tissu conjonctif dans « l'intérieur des vaisseaux fait aussi pénétrer dans le « sang les bactéries qui se trouvent autour des vaisseaux « sanguins. » De plus la prolifération des vasa vasorum sous l'influence de l'inflammation déterminée par la présence des micro-organismes doit, à notre sens, faciliter singulièrement cette pénétration.

Quoi qu'il en soit, et sans vouloir nous décider pour l'une ou l'autre de ces deux théories, nous ne voulons retenir qu'un fait, c'est la présence fréquente de micro-organismes dans la tunique externe de la veine et dans les vasa vasorum. Cela n'expliquerait-il pas d'une façon suffisante la production rapide et précoce de la périphlébite, la coïncidence des accidents lymphangitiques avec les accidents endophlébitiques, etc.?

Les micro-organismes introduits par l'une ou l'autre

(1) Durante. — Recherches expérimentales sur l'organisation du caillot dans les vaisseaux. *Arch. de Phys.*, 1872.

voie, arrivés au *contact de l'endothélium*, ne tardent pas à y déterminer des lésions profondes.

C'est là un fait nettement établi à l'heure actuelle. Toutes les fois qu'il nous a été donné de constater la présence d'amas microbiens sur la paroi interne d'un vaisseau, les cellules endothéliales étaient, soit desquamées, soit gonflées, d'aspect granuleux, et en tout cas profondément modifiées.

Est-il nécessaire que la surface endothéliale ait disparu pour que la coagulation se produise ? C'est une question encore à l'étude. M. Renaut penche pour l'affirmative. Zahn, Ponfick croient que certaines dégénérescences de l'endothélium suffisent. Quoi qu'il en soit, du moment où l'endothélium est lésé, la coagulation de la fibrine devient possible, et c'est là le fait à retenir.

Reste un dernier point à examiner, et celui-là n'est pas moins important : *Quel est le rôle des micro-organismes vis-à-vis des divers éléments du sang ?*

Nous pensons avoir établi deux faits qui s'expliquent l'un par l'autre : c'est d'abord que les micro-organismes sont presque toujours en rapport avec les amas leucocytiques qui bordent les parois du vaisseau, que souvent même ils sont contenus dans les leucocytes qui apparaissent alors déformés, qu'alors ils présentent les caractères spéciaux aux formes intermédiaires de globules (1).

En second lieu, les micro-organismes déterminent autour d'eux la précipitation de la fibrine. C'est un fait qui découle du précédent et dont on peut facilement se rendre compte lorsque l'on examine des coupes de phleg-

(1) M. le professeur Hayem a noté lui-même la présence fréquente des micro-organismes dans l'intérieur des globules blancs. Il dit à ce sujet :

« Le rôle des globules blancs comme vecteurs d'organismes étrangers, par-

matia avec micro-organismes dans la tunique externe du vaisseau. Ces derniers, avons-nous dit, se rencontrent surtout dans les vasa vasorum; or, « ou ces vasa vasorum contiennent exclusivement des globules rouges, et alors ils ne contiennent pas de micro-organismes, ou ceux-ci existent, et alors il y a un amas de globules blancs et précipitation de la fibrine ». Ce fait, déjà établi par M. Widal, a été souvent confirmé par nous.

Il y a d'ailleurs longtemps que l'on a remarqué que l'apparition des micro-organismes dans les petits vaisseaux coïncidait avec la précipitation de la fibrine, et nous ne ferons que rappeler les noms de M. le professeur Cornil, de Weigert, qui ont le plus contribué à établir ce fait.

Il resterait à élucider la question de l'action des *produits solubles* sécrétés par les micro-organismes sur la coagulabilité du sang. Cette question est complexe; elle a été étudiée par Kohler, reprise par nous. Pour Kohler, le pus peut, dans certaines conditions, faciliter la coagulation du sang; pour nous, la même propriété appartient aux produits solubles de certains micro-organismes. Cette action est réelle, toutes ses conditions ne sont pas encore complètement connues.

Les caractères morphologiques des micro-organismes contenus dans les diverses coagulations que nous avons eu à examiner ne peuvent être fixés à l'heure actuelle d'un façon formelle. Dans plusieurs cas, nous avons reconnu la présence du streptococcus pyogènes; dans un cas, nous avons retrouvé le bacille de Koch, sans pouvoir, dans ce dernier cas, affirmer le rôle pathogénique

---

liculièrement dans les septicémies, a été reconnu par un grand nombre d'observateurs. (HAYEM, *Du Sang*, p. 385.)

du microbe dans la production de la phlegmatia. Mais, à notre avis, la liste n'est pas close, et nous pensons que d'autres microbes peuvent agir d'une façon analogue au streptococcus pyogènes. Les études ultérieures permettront d'élucider complètement cette partie de la question.

Enfin disons, pour terminer ce qui concerne les données bactériologiques, que l'on ne doit plus être étonné à l'heure actuelle de voir les agents pathogènes de la suppuration produire une lésion non suppurative.

Nous savons que la question de la virulence et celle du nombre des micro-organismes rendent compte de ce phénomène (1).

Dans nos observations, les micro-organismes étaient toujours en nombre restreint, comparativement à ce que l'on constate dans les cas typiques d'infection purulente. Des cultures nous ont permis de redonner à ces micro-organismes la virulence première.

Nous pouvons, il nous semble, remettre maintenant à sa vraie place le rôle joué par la cachexie et les phénomènes de la dénutrition. Ce rôle reste toujours des plus importants, car la clinique nous apprend que, en dehors de la cachexie, la phlegmatia est une rareté pathologique; c'est que la cachexie, par les conditions nouvelles qu'elle détermine dans la vitesse de la circulation, par les modifications profondes qu'elle fait subir au sang (infections primitive et secondaire, intoxication, etc.)

---

(1) Nous n'insistons pas plus longuement sur cette question qui serait en dehors de notre sujet. Les données bactériologiques permettent, à l'heure actuelle, d'expliquer ces faits de l'action différente des micro-organismes suivant leur virulence, leur nombre, l'état du terrain, etc. Entre les phlegmatia qui suppurent et celles qui ne suppurent pas, il n'y a que des questions de degré.

est la raison d'opportunité par excellence de l'apparition de la phlegmatia. Par elle seule cependant, et si l'on s'en tient exclusivement aux troubles mécaniques de la circulation ou à l'altération chimique du sang, elle nous paraît incapable de produire une coagulation dans les vaisseaux vivants.

La cachexie prépare le terrain; l'infection, dans la majorité des cas, doit faire le reste.

OBSERVATIONS

OBSERVATION I.—*Communiquée à la Société anatomique, 5 juillet* 1889.
— *Thrombose artérielle chez un sujet tuberculeux.* — *Dégénérescence amyloïde,* par C. MALLET. Examen histologique et bactériologique par H. VAQUEZ.

Der... Floride, couchée au n° 12 de la salle Maurice Reynaud,
à l'hôpital Tenon, dans le service du Dr Letulle, était atteinte de
tuberculose pulmonaire à marche lente.

On avait en outre diagnostiqué la dégénérescence amyloïde,
étant donné le volume considérable du foie, facilement appréciable
par la percussion et la palpation, ainsi que la présence d'une forte
proportion d'albumine dans les urines. L'état cachectique était
extrêmement prononcé.

Dans les derniers jours de son existence, la malade se plaint
d'une vive douleur dans le bras gauche. On constata alors que les
extrémités digitales étaient froides et violacées. Le pouls radial
n'était plus perceptible, mais on sentait nettement encore battre
l'artère humérale. Le lendemain la teinte cyanique et les marbrures,
ainsi que l'abaissement de la température, s'étendaient à toute la
main, puis, remontaient progressivement jusqu'au moignon de l'é-
paule. A ce moment, les battements de l'humérale et de l'axillaire
avaient disparu.

La mort survint dans cet état, sans qu'il se fût produit de bulles ou
de plaques gangréneuses. L'évolution des troubles artériels avait
duré en tout de cinq à six jours.

L'AUTOPSIE fournit les résultats suivants :

Encéphale. Méninges un peu épaissies. Protubérance et bulbe
sains, ainsi que les hémisphères cérébraux. Poids 1200 gr. Artères
cérébrales non athéromateuses.

Poumon droit. Énorme caverne occupant tout le lobe supérieur.
Le lobe supérieur est parsemé de cavernes lisses; le parenchyme
qui les sépare est sclérosé, très dur, formé de travées blanchâtres
avec des infiltrations anthracosiques.

Poumon gauche. Tuberculose moins avancée dans le lobe supérieur. Œdème du lobe inférieur ; emphysème suivant le bord antérieur.

Intestin grêle. Pas d'ulcérations ni d'adhérences.

Ovaires et utérus. Libres et sains.

Rate. Poids 210 gr. Très ferme. Dégénérescence amyloïde tout à fait manifeste. Sur la coupe, pas de lésions tuberculeuses appréciables.

Reins. Volumineux. L'un pèse 195, l'autre 230 gr. Capsule adhérente sur un grand nombre de points. Très fermes. La substance pyramidale offre un ton jambonné qui tranche nettement sur la coloration blanche. La substance corticale est d'un blanc jaunâtre pâle.

Pas de trace de lésions tuberculeuses. Aspect amyloïde.

Capsules surrénales. Un peu augmentées de volume ; très fermes.

Foie. Pas très volumineux. Capsule lisse. Aspect muscade. Très friable quoique graisseux. Pas de lésions tuberculeuses ni d'aspect amyloïde.

Cœur. 195 gr. Petit, pas de dépôts graisseux. Pas de caillots anciens dans les cavités du cœur gauche. Les valvules sont saines ; le myocarde est ferme, de couleur foncée, ne semble pas altéré.

Système artériel. L'aorte n'est que très peu athéromateuse. A l'origine même de la sous-clavière gauche, on trouve un bouchon fibrineux grisâtre, récent, bourgeonnant, et qui oblitère complètement l'orifice de l'artère. Il semble que ce caillot, arrondi et ne dépassant pas le volume d'une petite noisette, n'adhère que par une petite surface à la partie postérieure de la paroi artérielle.

Accolé aux parois de l'artère, en un point qui correspond au caillot, on trouve un petit ganglion lymphatique induré, chroniquement enflammé.

EXAMEN HISTOLOGIQUE. La sous-clavière présente un épaississement notable de l'endartère, précisément au niveau de la petite masse ganglionnaire qui vient d'être signalée. C'est sur la saillie même du point atteint d'endartérite chronique que le caillot fibrineux s'est inséré. Les espaces plasmatiques ménagés entre les lames de l'endartère épaissi sont élargis sur un certain nombre de points, et les cavités ainsi formées sont remplies de fibrine fibrillaire et de cellules gorgées de graisse. Les cellules plasmatiques du voisinage ont proliféré. L'endartérite date d'un certain temps, car les fibrilles fondamentales sont épaissies d'une manière notable sans qu'il y ait une prolifération extrêmement développée des cellules intermédiaires. Ces lésions ne présentent aucun des caractères de l'artérite tuberculeuse. Le tissu conjonctivo-vasculaire péri-artériel est quelque peu épaissi, sans présenter toutefois des lésions bien marquées. Le ganglion lymphatique adjacent à l'artère ne lui adhère pas intimement, ce qui prouve que les lésions artérielles, si elles sont secondaires à l'adénite chronique voisine, ne semblent pas avoir été produites par propagation de l'inflammation du ganglion à l'artère. L'adénite chronique dont il est atteint est banale ; les espaces péri-folliculaires sont remplis de grosses cellules chargées, sur nombre de points, de pigment noir. On ne trouve dans le ganglion aucun des caractères de l'adénite tuberculeuse.

Le *Foie* est atteint de dégénérescence graisseuse et amyloïde. L'accumulation de la matière amyloïde se fait, d'une façon générale, non seulement dans les parois artérielles, mais aussi dans les portions des capillaires sanguins intermédiaires entre les îlots graisseux et les parties des trabécules hépatiques encore respectés. La graisse est surtout déposée autour des espaces portes.

La *Rate*, la *Capsule surrénale* et le *Rein* sont envahis par une dégénérescence amyloïde très marquée.

On constate également l'amyloïde dans les différentes parties du *Cœur*. La dégénérescence est disséminée ; elle occupe totalement ou partiellement un nombre modérément abondant de petites et de moyennes artères.

EXAMEN BACTÉRIOLOGIQUE FAIT PAR NOUS

Nous avons examiné, au point de vue bactériologique, les pièces que notre maître, M. le Dr Letulle, a bien voulu nous confier et qui ont été présentées à la Société par notre collègue Mallet.

L'autopsie avait été commencée par nous quelques heures après la mort, afin d'entreprendre nos recherches avec le plus de sécurité possible. A cet effet, nous prîmes plusieurs fragments de l'artère thrombosée, et en procédant avec toutes les précautions habituelles d'asepsie, nous fîmes des cultures avec différentes parcelles de tissus et liquides recueillis aux divers points de la thrombose.

Disons tout d'abord qu'il ne nous fut possible de recueillir que des fragments de l'artère axillaire et de l'artère humérale au pli du coude. L'artère sous-clavière ne put nous être confiée que le lendemain.

Dans l'artère axillaire il y avait un peu d'adhérence aux parois de l'artère et cette adhérence paraissait de date récente.

Dans l'un et l'autre point nous essayâmes de faire des cultures : 1° avec des parcelles retirées du centre même du caillot ; 2° avec les produits du raclage de la surface interne de l'artère.

Une seule de nos cultures donna un résultat positif. Elle avait été produite par l'ensemencement des parcelles de tissu retirées de la surface interne de l'humérale, au pli du coude.

La culture obtenue, faite sur agar-agar en surface inclinée, reproduisait point pour point les cultures du streptoccocus de l'érysipèle, et l'examen microscopique y montrait le développement de chaînettes plus ou moins complètes. On trouvait aussi les formes de diplocoques.

Nos examens bactériologiques ont porté sur les deux fragments d'artère que nous avions pris pour les cultures et aussi sur l'origine de l'artère sous-clavière.

L'artère sous-clavière gauche était, comme nous savons, oblitérée à son origine même par un caillot de date récente et qui s'étendait usque vers l'axillaire.

En faisant une section dans le sens du courant sanguin, nous pûmes constater qu'il n'y avait à l'origine qu'un très faible rétrécissement de calibre, et que celui-ci était occasionné par la présence, dans la tunique externe de l'artère, d'un petit ganglion dur de la grosseur d'une noisette environ.

Ce petit ganglion se trouvait exactement situé dans l'angle formé par l'abouchement de la sous-clavière dans l'aorte, et il soulevait légèrement les parois de la première.

En faisant des coupes à ce niveau, nous étions sûr de réunir les meilleures conditions pour arriver à un résultat positif dans nos recherches. Nous avions toute chance, en effet, de nous trouver au point de départ exact de la coagulation. L'aspect du caillot, le rétrécissement extrêmement léger, la présence du ganglion, tout semblait faire présumer que le thrombus s'était formé en ce point.

M. Widal a montré, en effet, dans ses recherches sur la phlegmatia de la puerpéralité, que l'examen bactériologique, pour être fructueux, devait porter sur le caillot autochtone et surtout au point primitif de la coagulation. Or, il y a toujours une grande difficulté à trouver ce point, d'une façon exacte.

D'autre part la date récente de la production de la thrombose était pour nous une chance excellente de réussite.

.Les coupes portant sur l'origine de la sous-clavière ont été traitées par la méthode de Weigert. Nous avons pu constater la présence de micro-organismes, pour la plupart dans la tunique externe de l'artère. Ces micro-organismes étaient disposés en chaînettes de huit à douze éléments pour la plupart; quelques-uns apparaissaient sous forme de diplocoques, et certains même étaient associés par quatre, faisant penser au micrococus tetragenus (1).

On rencontrait principalement ces micro-organismes dans les vasa vasorum de l'artère, au milieu des éléments sanguins, mais prédominant surtout au niveau de la face interne du capillaire sur certaines coupes, les chaînettes traversaient les parois du capillaire et commençaient déjà à se répandre dans la tunique externe. Dans leur voisinage, on pouvait déjà constater la présence de dépôts fibrineux, témoignage de la réaction inflammatoire, suivant que M. le Dr Letulle l'a décrit dans sa communication. Sur d'autres coupes, les micro-organismes envahissaient la tunique moyenne de l'artère, et nous avons pu retrouver des chaînettes, moins complètes à vrai dire, entre les fibres musculaires de cette tunique. Enfin sur la face interne, au point où la coagulation a pris naissance, on retrouve une nature encore plus riche de micrococques, soit en masses zoogléiques soit en diplocoques, rarement en chaînettes.

Ces micro-organismes ne se retrouvent pour ainsi dire plus au centre du caillot.

Des coupes faites au niveau de l'axillaire ne nous décelèrent la présence d'aucun micro-organisme. Au contraire, nous retrouvâmes des microcoques sur la paroi interne de l'humérale, au pli du coude au point de la coagulation plus récente. Des cultures faites à ce niveau nous avaient donné un résultat positif.

En aucun point il ne fut possible de retrouver le bacille de Koch.

Il s'agit donc bien, dans ce cas, d'une infection secondaire, produite par la pullulation, au niveau du point thrombosé, du streptocoque pyogène. La présence du tétragenus doit être laissée dans le doute, encore bien que les cavernes tuberculeuses en possèdent fréquem-

---

(1) Le streptococcus pyog. peut aussi se réunir par quatre éléments, de telle sorte qu'en l'absence de cultures positives en ce point, il ne nous est pas possible d'affirmer l'espèce de ces micro-organismes.

ment. Nous pouvons, en effet, supposer d'une façon légitime que la voie d'infection a été chez notre malade une des cavernes nombreuses rencontrées à l'autopsie.

Une dernière question peut être posée : l'infection s'est-elle produite par la présence primitive des micro-organismes sur la paroi interne de l'artère ? S'est-elle faite de proche en proche par les tuniques de l'artère et par l'intermédiaire des vasa vasorum ? C'est une question qui ne peut être encore complètement élucidée, et cependant l'absence presque complète de micro-organismes au centre d'un caillot récent, la présence de chaînettes bien constituées dans la tunique externe, nous feraient pencher pour la seconde hypothèse.

Nous avons d'ailleurs l'intention de revenir sur cette question d'une façon plus précise dans un travail à venir.

Il nous suffit d'appeler l'attention aujourd'hui sur l'origine infectieuse de certaines thromboses dites marastiques ou de cachexie.

Nous venons de reproduire textuellement l'observation précédente, telle que nous l'avons présentée à la Société anatomique.

Nous devons ajouter ici quelques détails complémentaires sur des recherches que nous avons poursuivies et de nouvelles coupes que nous avons pu faire.

Nos examens nouveaux ont porté sur le foie et la rate. Nous savons que ces organes étaient atteints de dégénérescence amyloïde.

L'examen microbiologique ne nous a pas décélé la présence de micro-organismes.

De nouvelles coupes nous ont confirmé dans l'opinion qu'il y avait deux régions surtout envahies par les micro-organismes : tout d'abord la région de la tunique externe, où l'on trouve des streptocoques en chaînettes dans les vasa vasorum, mais dans ceux seulement où il y a un dépôt exagéré de fibrine.

Dans ces vaisseaux, les streptocoques se rencontrent en petit nombre au centre même du vaisseau, et en beaucoup plus grande abondance sur sa paroi. En de certains points, comme on peut le voir sur le dessin (planche n° 2) reproduit à la fin de ce mémoire, les chaînettes commencent à traverser la paroi et à apparaître entre les fibres du tissu conjonctif de la tunique externe.

Le second centre de culture microbienne est sur la paroi interne de l'artère. Là, on peut voir, par places, de longues traînées violettes qu'un fort grossissement (Objectif à immersion 1/16 Leitz) nous montre être composées d'éléments arrondis, répondant aux caractères des streptocoques de la suppuration. Ces éléments ne se rencontrent pas ou ne se rencontrent qu'exceptionnellement là où il y a simplement accumulation de globules, rouges ou blancs, sans dépôt marqué de fibrine. Mais ils apparaisseut en beaucoup plus grand nombre sur les points où la paroi externe de l'artère altérée se continue presque insensiblement, pour ainsi dire, avec le réseau fibrineux contenant dans ses mailles les globules sangnins.

Cultures. Positives sur agar-agar avec les produits de raclage de la face interne de l'humérale au second point de coagulation. Les lamelles nous ont donné les mêmes streptocoques que ceux trouvés dans les coupes.

L'aspect des cultures représentait les caractères habituels au streptocoque pyogène.

Expériences. Le 8 juillet, nous inoculons, au laboratoire de l'hôpital de la Charité, dans le tissu cellulaire de l'oreille, un lapin, avec un bouillon de culture ensemencée avec les colonies précédentes.

Deux jours après, apparition d'une plaque érysipélateuse au point d'inoculation, sans suppuration.

L'animal guérit rapidement.

OBSERVATION II. — (Recueillie dans le service de notre maître le professeur POTAIN.)— *Fièvre typhoïde grave. — Infection septicémique surajoutée. — Phlegmatia alba dolens de la jambe gauche.*

L... Marie, âgée de 22 ans, profession femme de chambre, entre le 31 juillet 1889, salle Piorry, lit n° 3.

Antécédents héréditaires : rien à noter; père et mère vivants et bien portants.

Antécédents personnels. Notre malade, à Paris depuis 8 ans, n'a jamais présenté le moindre symptôme morbide jusqu'à il y a 7 jours. A cette date elle a commencé à se sentir mal en train, elle se plaignait de perte d'appétit, de lassitude et de vertiges avec céphalées. La nuit, elle ne dormait pas ou dormait mal. A ce moment elle a mouclié du sang à plusieurs reprises ; le soir, elle avait des frissons, avec chaleur de la peau.

Cet état a persisté pendant quelques jours, puis il s'est aggravé. La céphalée est devenue plus vive, l'appétit a complètement disparu, et les nuits ont commencé à être très agitées. A la suite d'administration de rhubarbe, une diarrhée jaune, fétide, a apparu et persiste encore aujourd'hui.

Etat actuel. Malade paraissant assez agitée, la parole est brève, saccadée, — le facies est vivement coloré, — les yeux sont rouges, très injectés. — La malade se plaint de céphalée, de vertiges, et d'une sensation extrême de lassitude.

A l'examen, on trouve la peau chaude, le pouls est rapide, à 108, avec dicrotisme marqué.

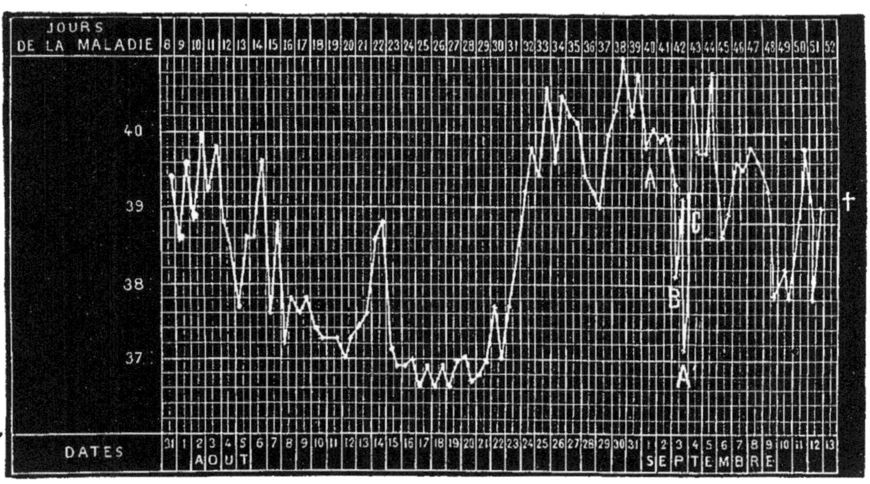

A. Avant le bain. — A'. Avant le bain. — B-C. Après le bain.

Le ventre n'est pas ballonné. Il n'y a pas de gargouillement dans la fosse iliaque. A peine la palpation y est-elle un peu sensible.

La rate grosse, 14 1/2 centimètres.

Sur le ventre quelques taches rosées commencent à apparaître.

Il n'y a pas de diarrhée à ce moment, les selles sont cependant peu consistantes.

Aucun symptôme cardiaque ni thoracique.

Les urines sont albumineuses.

Août 2. — La nuit a été agitée. Le matin, l'excitation est toujours grande ; les conjonctives restent très injectées, surtout vers la région inférieure et externe, où on voit des arborisations vasculaires très nettes sous forme de traînées rayonnantes.

Le ventre n'est toujours pas ballonné. La fosse iliaque est sensible, bien qu'il n'y ait pas de gargouillement. Les taches rosées sont plus apparentes.

Le 5. — Depuis deux jours, l'excitation a encore augmenté.

La malade délire presque constamment. Elle bavarde nuit et jour ; veut se lever, quitter la salle, etc.

A la visite, on trouve une agitation extrême, avec soubresauts des tendons, carphologie, etc. La fièvre a cependant diminué.

Depuis hier, la diarrhée a reparu abondante, jaunâtre et fétide. Le ventre est ballonné. La fosse iliaque, modérément sensible à la pression, est le siège d'un gargouillement manifeste. Les taches rosées sont moins nombreuses.

Le 6. — L'état persiste sans grand changement. Les yeux sont toujours vivement injectés. La malade est toujours aussi agitée.

Le ventre reste toujours ballonné, mais la diarrhée a diminué.

Les bruits du cœur sont précipités et faibles, sans souffle d'aucune sorte. Pas de signes thoraciques.

Le 8. — Depuis hier, grande amélioration, la nuit a été plus tranquille. Ce matin la malade est plus calme ; les conjonctives sont moins rouges. La malade commence à répondre aux questions.

La langue est humide, la peau moins sèche.

Les urines ne sontplus albumineuses.

Le 9. — L'amélioration persiste. La malade est un peu abattue.

La langue est toujours humide. La diarrhée a disparu. Il n'y a plus de gargouillement ni de douleur dans la fosse iliaque.

L'appétit se manifeste pour la première fois depuis le début de la maladie.

Du 9 au 24 août, la convalescence suit régulièrement son cours : l'appétit se manifeste avec l'exagération habituelle aux typhiques. La malade restait cependant maigre, avec un facies terreux ; l'excitation cérébrale était toujours inquiétante ; cependant tout semblait bien devoir se comporter, bien que la malade se plaignît à différentes reprises de douleurs dans les reins et dans les deux jambes, surtout dans la jambe gauche.

Le 24. — Depuis hier la fièvre a repris, la malade recommence à être agitée; le ventre n'est pas ballonné; cependant la diarrhée persiste toujours abondante et fétide.

Le 25. — La fièvre est très élevée, le pouls rapide. L'agitation est redevenue très vive, avec céphalée, délire de parole et d'action. Il y a de la douleur et du gargouillement iliaques; cependant la rate n'est pas grosse, 12 cent. La langue est blanche; les narines sont pulvérulentes, pas de taches rosées.

Du 25 août au 4 septembre. — La fièvre persiste avec la même intensité; le pouls est toujours rapide, mais non dicrote.

La persistance de la diarrhée avec gargouillement dans la fosse iliaque, l'apparence suspecte de quelques taches de l'abdomen avaient définitivement fait pencher le diagnostic en faveur d'une rechute de fièvre typhoïde.

Le 2 septembre, on donne un premier bain (18 à 20°) à la malade, qui s'en trouve bien. On recommence le lendemain, mais la médication ne peut être continuée; en effet :

Le 5, après une soirée très agitée, la malade a commencé à ressentir de violents frissons avec claquement de dents. Ce frisson, que nous avons pu constater à notre visite du soir, ne pouvait être comparé qu'au frisson des fièvres intermittentes ou à celui de l'infection purulente, tant il était intense. Il dura une demi-heure environ et se répéta dans la nuit. Au matin, la malade est agitée, elle se plaint de douleurs dans la jambe gauche.

De ce côté on peut constater un œdème notable périmalléolaire; cet œdème remonte jusque vers le creux poplité. La cuisse n'est pas augmentée de volume. On ne sent pas de cordon veineux en ces points; mais le trajet de la poplitée est douloureux. Il y a également une douleur marquée au niveau de la partie moyenne du mollet, sur un point correspondant à la veine tibiale postérieure.

On ne sent aucun cordon veineux au niveau du pli inguinal. En ce point cependant, une pression prudente, mais un peu plus profonde, détermine une douleur modérée. Il n'y a pas de circulation superficielle appréciable; il n'y a pas non plus d'hydarthrose.

La diarrhée persiste avec ses mêmes caractères.

Le 6. Depuis hier les frissons se sont répétés à plusieurs reprises avec la même intensité. Le matin, la malade est assez abattue, le facies est terreux, les yeux sont profondément enfoncés dans l'orbite avec cercle bistre très marqué. L'amaigrissement fait de rapides progrès.

Le membre inférieur gauche est augmenté de volume, surtout au niveau du mollet. La peau est blanche, lisse, la température paraît plus élevée que du côté opposé. A la moindre pression, la malade témoigne d'une douleur vive; cette douleur se retrouve au niveau du pli inguinal, en dehors même du trajet des vaisseaux et dans la région des ganglions.

La fosse iliaque du même côté est également sensible à la pression.

Le pouls est rapide, petit. Le cœur ne présente rien d'anormal. Quelques ronchus disséminés dans la poitrine.

Le ventre est ballonné; la diarrhée persiste, toujours abondante et fétide.

Du 6 au 13 septembre (jour de la mort).

L'état ne subit pas de changement appréciable. Trois symptômes surtout se manifestèrent : l'amaigrissement remarquablement rapide et porté bientôt à son extrême limite ;

La persistance de la diarrhée avec ses mêmes caractères ;

L'augmentation de volume de la jambe gauche avec apparition du cordon veineux au niveau du triangle de Scarpa.

Bientôt la malade fut prise de subdélire, puis elle tomba dans le coma ultime.

Mort le 13 septembre.

AUTOPSIE. — A l'ouverture du cadavre, on ne trouve pas de liquide dans la cavité abdominale, pas de trace de péritonite.

La surface des intestins est lisse, elle ne présente ni ecchymoses, ni taches pigmentaires.

Pas de liquide dans les plèvres, le poumon gauche est libre d'adhérences dans la cavité pleurale. A droite, symphyse pleurale.

Cœur, gros comme le poing du sujet, sans trace de péricardite.

La mitrale laisse passer deux doigts, la tricuspide trois.

On ne trouve sur aucune de ses valvules, non plus que sur les sigmoïdes aortiques ou pulmonaires de traces d'endocardite.

Toutes les valvules sont suffisantes à l'épreuve de l'eau.

Pas de lésions à la naissance de l'aorte, si ce n'est cependant quelques taches d'atherome d'un demi-centimètre d'étendue.

Le *Poumon* gauche crépite dans toute son étendue; les grosses, les moyennes et les petites bronches renferment du pus.

Ganglions trachéo-bronchiques jaunâtres ou ardoisés.

Le poumon droit est semblable au poumon gauche, à part la symphyse pleurale indiquée.

Rate petite, entièrement reliée au foie, au diaphragme et au pancréas, par des adhérences dures, fibreuses et courtes. La pulpe de la rate est d'ailleurs ramollie, diffluente.

Rein gauche, de volume normal sans lésions visibles à l'œil nu. Rein droit semblable au rein gauche, excepté qu'il présente, au niveau de son extrémité supérieure, un infarctus gros comme une noisette, à centre ramolli. Muqueuse de la vessie sans lésions.

S iliaque et rectum sans lésions. — Pas d'altération de l'utérus, des ovaires. — Les ganglions mésentériques sont de volume normal, quelques-uns sont très rouges, manifestement congestionnés.

Côlons descendant et transverse sans lésions. — Le côlon ascendant présente quelques follicules clos pigmentés ; il en est de même dans le cæcum. Les follicules clos de l'appendice cæcal ne présentent pas de lésions.

Les vaisseaux de l'intestin grêle sont chargés de sang au niveau de l'iléon et de la fin du jejunum. Quelques follicules clos isolés de l'iléon sont gonflés, mais non suppurés. — Les plaques de Peyer de l'iléon sont pigmentées. Cette lésion se manifeste surtout au niveau de la plaque de Peyer qui occupe la valvule iléo-cæcale. Les follicules clos de l'appendice cæcal ne présentent pas de lésions.

Muqueuse de l'estomac et du duodénum sans lésions. — Voies biliaires perméables, la vésicule biliaire renferme une bile très claire.

Foie mou, dégénérescence graisseuse par îlots. Méninges normales. Cerveau, cervelet et bulbe sans lésions.

Phlegmatia alba dolens occupant la veine fémorale du côté gauche et se prolongeant au-dessus et au-dessous. En effet, en disséquant attentivement les veines de la région, on s'aperçoit que celles-ci sont obstruées par des caillots plus ou moins récents suivant les points examinés.

Les veines tibiales postérieures contiennent un caillot rouge foncé, libre dans la partie supérieure de la veine, adhérent à la partie inférieure. L'adhérence du caillot à ce niveau se fait suivant une ligne nette, au-dessous de deux replis valvulaires. Les valvules des veines sont d'ailleurs appliquées exactement sur la paroi interne, disposition que l'on retrouve jusqu'à la partie supérieure. Cette disposition assez fréquente dans ces phlegmatia et sur laquelle le docteur Suchard, chef du laboratoire de la Charité, a, plusieurs fois, appelé notre attention, ne répond pas beaucoup à l'idée que les thromboses soient toujours descendantes, et qui, dans le cas présent, nous paraît d'ailleurs inacceptable.

La partie supérieure des tibiales postérieures est remplie par un caillot libre (caillot prolongé de Virchow).

On retrouve un nouveau point d'adhérence du caillot au niveau de l'anneau du soléaire.

Dans la veine fémorale, jusqu'au niveau de la partie moyenne du triangle de Scarpa, le caillot ne présente pas de points adhérents; la moindre traction le détache facilement, excepté en quelques points où la surface interne de la veine présente, à différentes hauteurs, de petits bourgeons d'endophlébite, d'aspect rouge brunâtre, mous au toucher et ne dépassant pas la grosseur d'une lentille.

Au pourtour de ces bourgeons, les vasa vasorum et les petites veinules aboutissant à la grosse veine sont chargés de sang, en même temps que la surface interne de la veine prend une teinte plus sombre. — Sur d'autres points, on constate seulement un dépoli manifeste de la veine sans traces de néoformation.

A sa partie supérieure, la veine fémorale présente un caillot adhérent de date récente, et enfin un autre caillot à caractères identiques apparaît au niveau de l'origine de l'iliaque primitive. Entre ces différents points, le thrombus est libre dans la veine, dont la paroi présente les mêmes lésions irritatives que précédemment. La veine saphène contient elle même des caillots anciens, à partir du mollet jusqu'à sa terminaison au niveau de la veine fémorale.

Dans tous les points qui, dans les veines indiquées précédemment, présentaient des bourgeons d'endophlébite, toute la paroi du vaisseau était épaissie. Cet épaississement de la veine indique le début de la périphlébite qui accompagne habituellement l'inflammation de la tunique interne des veines.

L'examen microscopique nous a permis de reconnaître sur la veine enflammée et dans le caillot, les caractères habituels des phlegmatia récentes.

Le caillot est constitué par de la fibrine déposée sous forme de réseau et contenant dans ses mailles des globules blancs en grande abondance. Ces globules blancs sont surtout massés vers la paroi interne de la veine; quelques-uns, de petites dimensions, commencent déjà à prendre la matière colorante. Au centre du caillot on voit la fibrine présenter l'aspect granuleux et le stroma est fait de globules rouges et de globules blancs mélangés.

Les parois de la veine sont épaissies; l'épaississement porte surtout sur la tunique externe et la tunique interne.

Les signes de périphlébite sont évidents. On voit apparaître dans les mailles du tissu conjonctif des cellules embryonnaires nombreuses, et la vascularisation est manifestement exagérée.

La tunique moyenne ne présente pas de lésions appréciables, si ce n'est qu'on y peut constater que les vasa vasorum commencent à pénétrer ses éléments.

La tunique interne est très altérée dans sa structure. Les altérations sont marquées surtout au niveau de la couche endothéliale. Celle-ci, en de certains points, fait presque entièrement défaut, et les leucocytes commencent à pénétrer les anfractuosités formées par l'endothélium desquamé. En d'autres endroits, les cellules endothéliales sont tuméfiées et présentent un aspect granuleux (préparation quelques heures après la mort).

Enfin on peut voir, au niveau de certains points où le caillot est plus ancien et plus manifestement adhérent, un commencement de pénétration de ce caillot par les éléments venus de la paroi interne (cellules embryonnaires et capillaires en formation). En ces points, la limite entre la paroi interne de la veine et les éléments du caillot est difficile à déterminer.

L'examen microbiologique nous a permis de constater en certains points la présence de microcoques le plus souvent en amas zoogléigiques sur la paroi interne de la veine et dans le caillot. Parfois on peut les retrouver en chaînettes. Dans des coupes faites à la partie supérieure de la fémorale, on voit des micro-organismes au niveau de la tunique externe, sur les confins de la tunique moyenne, mais nulle part nous n'en avons pu rencontrer dans la tunique externe ni dans les vasa vasorum. Nous avons, d'autre part, constaté la présence de quelques microbes en bâtonnets presque exclusivement dans les parois veineuses, et dont nous n'avons pu définir exactement les caractères. — Ces microbes se coloraient par la méthode de Weigert. Ils se présentaient sous forme de bâtonnets très fins, isolés d'ordinaire, parfois réunis par deux. Ils ne ressemblaient en rien aux bacilles typhiques qui d'ailleurs ne se colorent pas par la méthode de Weigert. Nulle part, enfin, nous n'avons pu, par les méthodes de coloration habituelles, retrouver le microbe d'Eberth et de Gaffki.

Nous avons retrouvé dans la rate et le rein, des micro-organismes semblables à ceux que nous venons de décrire dans le caillot et les parois de la veine thrombosée.

Dans la *rate*, les microcoques étaient surtout visibles dans la région qui avoisine la capsule ; certains vaisseaux de l'organe étaient thrombosés et les micro-organismes commençaient à diffuser dans la substance splénique.

Les mêmes constatations pouvaient être faites dans le tissu du *rein;* les petites artérioles et les capillaires étaient, en maints endroits, encombrés de micro-organismes, dont la plupart se trouvaient au centre d'amas leucocytiques dans lesquels la fibrine formait des mailles plus ou moins serrées. Ces colonies microbiennes étaient surtout abondantes dans les environs de l'infarctus que nous avons signalé.

Les autres organes *cœur, foie,* ne nous ont rien présenté de spécial.

OBSERVATION III. — (*Observation clinique* communiquée par notre collègue BARRIÉ, interne provisoire à l'Hôtel-Dieu annexe.) *Cancer ulcéré de l'utérus.* — *Phlegmatia alba dolens de la jambe gauche.* — *Péritonite purulente.* — *Endorcardite végétante.*

La nommée T..., âgée de 73 ans, entre le 12 octobre 1888, salle Saint-Raphaël, lit n° 23, service du Dr Merklen.

Cette femme, de bonne santé habituelle, a été prise, il y a six mois environ, de pertes abondantes qui, depuis ce moment, se sont fréquemment répétées. En même temps elle a commencé à ressentir de violentes douleurs dans la région du bas ventre avec irradiation vers les lombes.

En février 1889. — La malade très affaiblie présente un facies jaune paille caractéristique. L'appétit est perdu. Pas de troubles intestinaux ni urinaires. Au toucher, on constate la destruction complète du col utérin. A la place, on rencontre des végétations qui envahissent le vagin d'une part, l'utérus de l'autre.

Ecoulement abondant de liquide sanguinolent sanieux, d'odeur infecte.

Mars 1889. — Sa cachexie augmente, la malade devient de plus en plus faible.

Le 10 mars, apparition de douleurs dans la jambe gauche avec œdème blanc et lisse.

A la même époque et à deux ou trois reprises, la malade a présenté, le soir, de violents frissons avec claquements de dents. Ces frissons duraient une à deux heures.

On constata alors l'existence d'une phlegmatia alba dolens de la jambe gauche.

Le 2 avril, la malade est reprise de violents frissons avec douleurs abdominales intenses.

Elle meurt deux jours après.

Autopsie faite par nous 24 heures après la mort.

Femme peu amaigrie, sérosité modérée dans le tissu cellulaire, œdème des membres inférieurs, surtout à gauche.

A l'ouverture du thorax, on ne constate pas de liquide dans les cavités pleurales ; on trouve seulement quelques adhérences des deux feuillets de la plèvre du côté droit. Ces adhérences se rencontrent surtout à la partie inférieure et paraissent être de date récente.

Poumons sains. Léger degré d'emphysème des bords antérieurs et inférieurs des poumons, surtout à droite.

Péricarde, ne contient aucune trace de liquide.

Cœur, un peu gros, avec surcharge graisseuse aux points habituels. Une tache laiteuse, du diamètre d'une pièce de deux francs environ, vers la pointe du cœur en avant. Valvule mitrale et valvules aortiques suffisantes à l'épreuve de l'eau.

Les bords de la mitrale présentent manifestement une vascularisation exagérée ; de plus, en certains points, on constate des épaississements du bord libre, et c'est surtout au niveau de ces épaississements que l'hyperhémie est plus marquée. Par place aussi il commence à se former des végétations, dont quelques-unes même prennent l'aspect polypiforme.

Ces végétations, au nombre de trois ou quatre, ne dépassent pas la grosseur d'un pois ; elles sont irrégulières à leur surface, médiocrement résistantes au toucher. — Le reste de la valvule est sain, on ne constate nulle part de plaques calcaires, et les végétations ne gênaient que modérément le jeu de la valvule.

Les valvules sigmoïdes aortiques sont saines et souples. On trouve une petite plaque athéromateuse calcaire à l'entrée de la coronaire gauche, entrée qui n'est d'ailleurs pas rétrécie. L'aorte elle-même présente une intégrité presque absolue, et c'est à peine si l'on peut constater par places un dépoli appréciable de la surface interne.

Le cœur droit n'est pas dilaté ; la valvule tricuspide présente elle-même quelques épaississements semblables à ceux de la valvule mitrale, moins marqués, mais absolument reconnaissables cependant.

Myocarde sain.

A l'ouverture de l'abdomen, on constate les traces d'une péritonite datant déjà de quelque temps, avec présence de deux cents grammes environ de liquide purulent. Les anses intestinales sont, en de certains points, agglutinées entre elles ; par places, le péritoine présente des épaississements manifestes avec vascularisation exagérée, et les fausses membranes que l'on rencontre ont un aspect louche et trouble.

Lorsqu'on recherche les causes de cette péritonite purulente qui, d'ailleurs, est limitée à la partie inférieure de l'abdomen, on voit que, au niveau du cul-de-sac utéro-rectal, les fausses membranes sont plus épaisses, bien qu'encore molles et friables. Lorsque ces fausses membranes sont enlevées et que le feuillet péritonéal est décollé, on aborde l'utérus épaissi, volumineux, et dont le tissu s'est, au point correspondant, laissé déchirer par des végétations cancéreuses développées dans le muscle même de l'organe. On constate, en effet, qu'il existe, à la face externe de l'utérus, une ulcération à bords renversés, friables, à contours irréguliers et à fond putrilagineux, lequel se perd d'ailleurs dans l'intérieur de l'utérus. Cette ulcération, dont le diamètre ne mesure pas plus d'un centimètre et demi dans sa plus grande étendue, est recouverte par la séreuse péritonéale et les fausses membranes qui se sont formées à ce niveau.

La *rate* est molle, diffluente.

Le *foie* est gros ; il présente les caractères de la dégénérescence graisseuse, avec aspect jaunâtre, anémié à la coupe et mollesse du tissu.

Reins normaux, sauf la pâleur et l'état pâteux de la substance corticale dans laquelle apparaissent, çà et là, quelques foyers de congestion.

Veine fémorale oblitérée par un caillot d'ancienne date, qui se prolonge jusque dans la veine iliaque, d'une part, de l'autre vers la poplitée.

La veine adhère intimement aux parties adjacentes, et le tissu cellulaire périveineux est considérablement épaissi et induré. Il y a un degré notable de périphlébite.

A la coupe, les parois de la veine paraissent épaissies, et, dans leur intérieur, on trouve un caillot adhérent de toutes parts ; ce caillot est ramolli vers son centre et contient, à ce niveau, une matière puriforme.

Le caillot cruorique qui fait suite au précédent se prolonge jusque dans l'iliaque primitive.

Il nous a été impossible de voir l'état des veines hypogastriques et des veines du bassin, à cause des adhérences péritonéales et des végétations cancéreuses intra et périutérines.

L'examen microscopique nous a montré les lésions habituelles aux thromboses veineuses un mois après le début des accidents : prolifération active des parois veineuses avec infiltration de cellules embryonnaires et production de tissu conjonctif jeune dans la tunique externe ; apparition des vasa vasorum dans les parties plus profondes de la veine ; prolifération de la paroi interne avec disposition lacunaire des parties les plus externes du caillot, etc. — Les parties plus centrales du caillot montraient une grande abondance de globules blancs avec fibrine en désintégration granuleuse, devant entrer dans la constitution du liquide puriforme dont nous avons signalé l'existence et que l'on trouvait au centre même du caillot.

Notre examen microbiologique a porté sur la veine thrombosée et sur différents organes.

Il était, en effet, inutile d'examiner le liquide péritonéal, dans lequel la présence de microcoques était indéniable, mais dont les cultures auraient été sûrement de peu de valeur. Nous savons, en effet, la rapidité avec laquelle les bâtonnets de la putréfaction traversent, après la mort, les parois intestinales pour aller proliférer dans le péritoine. Des coupes de la veine, traitées par la méthode de Weigert, nous ont montré une abondance extrême de microcoques, en amas zoogléïques sur les confins de la paroi interne, en chaînettes par places, et aussi ces mêmes micro-organismes vers la partie centrale du caillot. Nous en avons retrouvé dans les vasa vasorum primitifs et dans ceux de nouvelle formation. Ils apparaissaient d'autant plus nettement que la fibrine était moins abondante et se colorait avec beaucoup moins d'intensité que dans les thromboses de date récente. Quelques microcoques apparaissaient aussi dans la tunique moyenne, dont les fibres musculaires étaient manifestement hypertrophiées.

Cultures. — Des ensemencements faits avec le liquide puriforme de la veine ont donné des cultures pures de streptocoques pyogènes.

Cœur. — Les végétations verruqueuses de la mitrale nous ont offert les particularités suivantes :

Sur une coupe colorée au picrocarmin, nous avons pu voir que des vaisseaux de nouvelle formation apparaissaient dans la valvule, et tendaient à gagner le bord libre ; que, d'autre part, celui-ci se continuait insensiblement avec le tissu de nouvelle formation constituant les bourgeons endocarditiques. Ces bourgeons étaient constitués presque exclusivement par une accumulation de cellules embryonnaires recouvertes d'une couche hyaline, fibrineuse.

Colorées par la méthode de Weigert, les coupes nous ont présenté une abondance bien plus grande de fibrine que ne l'avait indiqué la méthode précédente. Cette fibrine, soit sous forme fibrillaire, soit sous forme d'amas plus homogènes, recouvrait les végétations endocarditiques à la façon d'un capuchon. On rencontrait, en plus, de la fibrine dans la partie profonde et jusque sur le bord de la valvule.

Les micro-organismes que nous avons rencontrés étaient de deux sortes : tout d'abord des microcoques en masses zoogléiques et en chaînettes, abondant sur les bords et se reconnaissant facilement en outre, au milieu de la fibrine, et, en plus, des microbes en bâtonnet plus abondants sur les bords.

Nous ne saurions dire exactement auxquels de ces micro-organismes on doit faire jouer le rôle capital. Nous savons d'ailleurs que la présence simultanée des deux ordres de bactéries (microcoques et bâtonnets) a souvent été signalée dans les endocardites végétantes et que leur rôle n'a pas encore été exactement défini.

Foie. — Dégénérescence graisseuse, quelques bandelettes de sclérose apparaissent autour des vaisseaux-portes, mais sans disposition systématique.

Les veines sus-hépatiques sont, pour la plupart, vides du sang. Quelques-unes présentent des accumulations de globules rouges, et dans celles-là, il est possible de reconnaître la présence de microcoques, quelques-uns en chaînettes.

Nulle part on n'en rencontre dans les cellules hépatiques.

L'examen de l'utérus, fait seulement au point de vue histologique, a montré qu'il s'agissait bien d'un épithélioma ulcéré du col à type pavimenteux lobulé.

Observation IV. — (Communiquée par notre maître M. le Dr Letulle.) *Tuberculose pulmonaire ; phlegmatia alba dolens de la jambe gauche.*

Al... Cb. âgé de 34 ans, couvreur, entré le 25 février 1889, à l'hôpital Tenon, salle Lorain, lit n° 29.

Accidents héréditaires incertains. Le malade tousse depuis 3 ans, et dès le début, il a été sujet à des vomissements. De temps en temps il éprouvait des accès de fièvre, des transpirations nocturnes, mais il n'a jamais craché du sang. Depuis 5 mois surtout, la toux est plus violente; il a été obligé de quitter son travail et venait aux consultations se faire soigner. Il a beaucoup maigri depuis cette époque, car l'appétit est entièrement perdu. Les forces sont considérablement affaiblies. Ce malade n'a suivi de traitement que depuis le mois de janvier. Il est dans un état de faiblesse extrême, et le 24 février, il perdit connaissance au moment où il voulut se lever. C'est ce qui le décida à entrer à l'hôpital.

Etat actuel. — Diarrhée depuis 15 jours. Malade pâle, amaigri.

A la percussion, matité à droite et en arrière dans le tiers supérieur du poumon. A gauche matité peu marquée.

Auscultation : craquements dans toute la hauteur du poumon droit et du poumon gauche, signes cavitaires au sommet du poumon gauche.

Depuis le dimanche 24, le malade est atteint de phlegmatia du membre inférieur gauche. En se levant le soir après s'être reposé, il éprouva, en se mettant debout, une faiblesse qu'il attribua au malaise général, au vertige. Dès qu'il reprit connaissance, il ressentit une vive douleur dans la jambe gauche, partant de l'aine et allant jusqu'au pied. Cette douleur était continue, vague, profonde, elle fut un peu calmée par l'application d'un baume; exagérée par les mouvements et par la toux, et le premier jour par l'exploration.

L'œdème apparut presque en même temps que la douleur; le malade s'en aperçut aussitôt après sa faiblesse. Cet œdème fut considérable dès le premier jour et atteignit son apogée le lendemain, au point que le malade, en arrivant à l'hôpital, ne pouvait retirer ses vêtements qu'avec difficulté. Depuis son entrée dans le service, il y a une amélioration, une diminution notable de l'œdème.

Le membre du malade est dans l'extension complète.

L'aspect du membre est blanc, lisse; le godet est difficile à produire dès le premier jour; néanmoins par une pression prolongée, on parvient à le marquer. A la partie interne de la cuisse, au niveau des adducteurs, la peau est légèrement colorée en violet, coloration due à la dilatation du réseau veineux capillaire, et formant des arborescences.

A la partie externe et antérieure de la cuisse, on voit un réseau veineux très développé; les veines sous-cutanées sont dilatées, elles se prolongent jusque vers le milieu de la paroi abdominale. Le membre est immobile, la flexion est difficile ; le premier jour, elle était impossible, tant la douleur était vive et l'infiltration considérable.

Au palper, on sent, depuis l'arcade crurale et au-dessus, la veine fémorale oblitérée, donnant la sensation d'un cordon dur, résistant, noueux ; on peut suivre son trajet jusqu'au niveau du canal du troisième adducteur. On sent aussi l'embouchure de la saphène interne dans la veine fémorale ; elle est de même oblitérée. Légère hydarthrose du genou gauche. La sensibilité au contact n'est ni diminuée ni exagérée.

Il n'y a pas d'hyperesthésie ; pas de différence bien appréciable de la température locale ; elle paraîtrait plutôt exagérée sur le membre malade.

Température générale variant entre 38 et 39°.

Urines : pas de sucre ni d'albumine.

Le 4 mars, la jambe a considérablement diminué, la gêne est moins grande.

Le 8 mars, l'œdème de la cuisse a notablement diminué.

L'œdème siège surtout au niveau des chevilles et du pied. L'hydarthrose persiste.

Le 12 mars, l'œdème a presque complètement disparu, l'hydarthrose persiste.

L'état général devient plus faible.

Le 20 mars, l'œdème a disparu entièrement.

Mort le 26 mars.

Autopsie (faite par nous vingt-quatre heures après la mort). — Signes classiques de tuberculose pulmonaire avec cavernes disséminées dans les deux poumons.

Foie en dégénérescence graisseuse.

Rien à signaler de spécial dans les autres organes.

La *veine fémorale* est oblitérée dans toute son étendue par un caillot de date déjà ancienne. Le caillot se prolonge à la partie inférieure vers la veine poplitée et les veines tibiales, à la partie supérieure, dans la veine iliaque. Il est impossible de déterminer le point où a commencé la coagulation et il est même difficile de délimiter en certains endroits les parties périphériques du caillot. En effet, ce dernier présente une coloration rouge assez uniforme, et ses caractères se rapprochent de ceux des parois veineuses. Ces dernières paraissent cependant épaissies et le tissu conjonctif périvasculaire est manifestement plus abondant et plus serré qu'a l'état normal.

Nous ne décrirons pas les lésions microscopiques de cette thrombose; elles étaient celles que l'on a l'habitude de rencontrer dans les phlegmatia arrivées au 20° jour.

L'EXAMEN BACTÉRIOLOGIQUE nous a donné des résultats positifs en un seul point de la veine.

Sur des coupes faites sur la fémorale, au niveau de la jonction de cette veine et de la saphène, nous avons pu reconnaître d'une façon très nette la présence de microcoques sur la paroi interne de la veine, au point où celle-ci se continuait insensiblement avec le caillot. Ces microcoques se présentaient sous formes d'amas zoogléiques très vivement colorés par la méthode de Weigert, et d'autant plus apparents qu'ils étaient entourés de toutes parts par des fibres de tissu conjonctif faiblement coloré par le carmin, et que la fibrine avait presque entièrement disparu du caillot. A peine rencontrait-on encore en de certains points des foyers leucocytiques dont les éléments étaient d'ailleurs profondément modifiés. Les micro-organismes n'affectaient pas de rapports spéciaux avec les leucocytes. Ils ne pénétraient d'ailleurs pas profondément les parois de la veine, et, dans le caillot, on les trouvait plus disséminés et plus isolés.

Les coupes faites sur des points sensiblement rapprochés du précédent ne présentaient pas de micro-organismes.

Il nous a paru dans nos examens qu'il s'agissait là d'une phase terminale dans l'évolution des micro-organismes dans la veine thrombosée. La limitation exacte du siège des microcoques, l'encapsulement de ces éléments entre les fibres du tissu conjonctif, la disparition des formes en chaînettes nous autorisaient à conclure dans ce sens.

Les examens portant sur les autres parties de la veine sont restés négatifs.

Cultures. Elles ont été tentées avec des parcelles retirées de différentes parties de la veine (tibiale, poplitée, fémorale, ou pli de l'aine). Aucune n'a donné de résultat.

Aucun des points précédemment indiqués ne contenant de micro-organismes, nous nous sommes expliqué ainsi ce résultat négatif.

OBSERVATION V. — (Communiquée par notre collègue et ami LAFFITTE.) *Tuberculose pulmonaire.* — *Phlegmatia alba dolens de la période terminale.* — Examen du caillot fait par nous. — Présence du bacille de Koch.

Le nommé Ch... P.... imprimeur, âgé de 32 ans, entré le 22 juin 1888 à l'hôpital Tenon, dans le service de M. le Dʳ Moisard, et est couché, salle Gérando, lit nº 7.

Père mort à 47 ans, de la poitrine; avait des habitudes alcooliques.

Mère âgée de 61 ans, bien portante; a perdu un frère de dix-huit ans mort tuberculeux l'année dernière; et deux sœurs mariées de bonne santé habituelle.

Il a eu la syphilis en 1882; chancre induré soigné au Midi, plaques muqueuses, variole, alopécie; s'est soumis au traitement mercuriel pendant un an après la disparition des accidents secondaires et n'a jamais eu de manifestation syphilitique nouvelle.

A fait son service militaire, mais au bout de deux ans a été renvoyé dans ses foyers à la suite de deux hémoptysies très abondantes. Il fait remonter le début de sa maladie actuelle à cette époque, c'est-à-dire à une dizaine d'années. Après les deux hémoptysies que nous avons signalées, il rentre chez lui, à la campagne, et se soigne sérieusement. Pendant cinq ans sa santé est assez bonne, il travaille régulièrement et n'a d'autres malaises qu'une toux sèche, quinteuse, surtout matinale. A l'âge de 28 ans, il a de nouvelles hémoptysies et très abondantes; il ne cesse de cracher du sang pendant deux mois, il perd ses forces et est complètement anémié et s'alite. Il dit avoir eu à cette époque un œdème douloureux de la jambe gauche qui dura un mois environ et qui céda au repos et aux cataplasmes. Il se rétablit peu à peu, reprend son travail, et, pendant quelque temps, sa santé est assez bonne. Il y a deux ans il vient à Paris où il travaille dans une imprimerie; la salle où il travaille est un sous-sol obscur, humide, où le gaz brûle pendant la plus grande partie de la journée. Au bout de six mois environ, sa santé s'altère de nouveau et profondément; une toux quinteuse, pénible, s'établit, accompagnée d'une expectoration jaune-verdâtre abondante; quelques filets de sang strient de temps à autre ses crachats. L'année dernière, il est obligé d'entrer à la Charité où il reste deux mois; il en sort amélioré. Depuis il a songé de reprendre son travail, mais il a toujours été obligé de s'arrêter au bout de quelques jours. Depuis trois mois, son état a singulièrement empiré, l'appétit s'est perdu, l'amaigrissement est devenu considérable et une diarrhée intense s'est établie.

Aujourd'hui il est pâle, ses traits sont tirés, le nez effilé. Les muscles se nourrissent mal et ils donnent sous le doigt qui les percute, la raie caractéristique du myœdème.

Thorax aplati, côtes faisant saillie sous la peau, dépression sous-claviculaire. Matité sous les deux clavicules et en arrière jusqu'à l'angle de l'omoplate. Respiration soufflante aux deux sommets avec gros râles fins aux deux bases. Sous la clavicule droite, on a, par la percussion, un bruit de pot fêlé typique. Frottements pleuraux superficiels dans l'aisselle droite. Expectoration abondante, verdâtre, striée de sang, d'odeur fétide, alliacée, surtout le matin.

Battements du *cœur* sourds et précipités : 110 battements à la minute. Pas de lésions valvulaires.

Foie déborde de deux travers de doigt le rebord des fausses côtes ; il est douloureux à la percussion. Appétit nul. Vomissements alimentaires quotidiens après des quintes de toux. Diarrhée jaune, d'odeur repoussante, ayant produit de l'érythème inter-fessier. Pas de fistule anale.

Rate de volume normal. Rien aux testicules. Pas d'engorgements ganglionnaires. Sommeil mauvais, entrecoupé par des crises de toux horriblement pénibles. Quelques cauchemars.

Température axillaire : M. 39°6 ; S. 40°2.

28 juin. — Le malade se plaint d'un engourdissement de la jambe gauche. Celle-ci est légèrement œdématiée et la pression est douloureuse à la face postérieure du mollet.

Le 29. — L'œdème a considérablement augmenté, il a envahi le dos du pied et la partie inférieure de la cuisse. Quelques veinules sous-cutanées au mollet, pression très douloureuse. Température : M. 38°9 ; S. 40°6.

2 juillet. — Douleur au niveau de la racine de la cuisse sur le trajet de la fémorale, délire tranquille dans la soirée. Diarrhée profuse.

Le 5. — Le malade s'éteint à 6 heures du soir.

L'AUTOPSIE pratiquée le 7 juillet au matin permet de constater des lésions tuberculeuses vulgaires dans les deux poumons : grosses cavernes remplies de pus aux deux sommets : infiltration diffuse aux deux bases, surtout du côté droit. Plèvre extrêmement épaissie et adhérente au sommet gauche. Un peu de liquide puriforme dans le cul-de-sac costo-diaphragmatique.

La partie postérieure de la jambe gauche est très volumineuse; le tissu cellulaire œdématié a une épaisseur de 2 cent., la veine profonde est grosse comme une plume d'oie, dure, et renferme un caillot jaunâtre, adhérent, long de 4 cent. environ. La veine poplitée est libre, mais la veine fémorale, depuis la pointe du triangle de Scarpa, est remplie par un caillot cruorique à sa partie inférieure, plus dur et adhérent à la partie moyenne de la région. Il se continue dans l'iliaque externe sous forme de pointe molle et rougeâtre.

Nous avons examiné le fragment de veine thrombosée que notre collègue Laffitte a bien voulu nous confier.

La partie soumise à notre examen appartenait à la veine fémorale, vers la région moyenne du triangle de Scarpa.

Cette veine contenait un caillot adhérent dans toutes ses parties. Le thrombus présentait vers son centre une consistance moindre qu'à la périphérie; nulle part cependant, il n'y avait de ramollissement puriforme.

A l'examen microscopique, on trouve un épaississement de la tunique externe, avec accumulations de cellules embryonnaires en certains points. La tunique moyenne ne présente pas d'altérations notables.

La tunique interne est manifestement enflammée. Son épaisseur est plus grande qu'à l'état normal. On constate en outre la présence de nombreuses fibrilles conjonctives avec cellules embryonnaires. Vers sa limite la plus interne, l'endothélium ne peut se retrouver en aucune place, et presque partout les limites du caillot se continuent avec celles de la veine. On voit déjà des capillaires apparaître vers la tunique interne.

Le caillot est formé de fibrine soit sous forme fibrillaire et en réseau, surtout à la périphérie, soit déjà en voie de désintégration granuleuse et cela vers la partie moyenne.

Des globules rouges sont irrégulièrement distribués dans les travées fibrineuses et vers la paroi interne de l'artère; ils semblent être disposés en couches concentriques. Des globules blancs se rencontrent dans toute l'étendue du caillot. Vers le centre, ils sont en très petit nombre, vers la périphérie, on les trouve réunis en foyers sur la paroi externe. La plupart sont altérés, leur noyau se colore vivement par le carmin. Ces amas de leucocytes apparaissent le plus souvent comme appendus au réseau de fibrine qui part de la paroi.

EXAMEN MICROBIOLOGIQUE

Nous avons fait, sur la veine thrombosée, de nombreuses coupes que nous avons traitées, soit par la méthode de Weigert, soit par la méthode d'Ehrlich, ou de Ziehl.

La méthode de Weigert nous a donné des résultats négatifs. La méthode d'Ehrlich et surtout celle de Ziehl nous a, au contraire, permis de constater, sur différentes coupes, la présence du bacille de Koch.

Ce micro-organisme se rencontrait d'ordinaire vers la partie la plus externe du caillot, au milieu des amas leucocytiques que nous avons signalés plus haut. Certains même nous sont apparus renfermés dans des leucocytes, et c'était en tout cas dans le voisinage de ces éléments qu'on avait le plus de chance de les rencontrer.

D'autres bacilles se rencontraient dans la tunique interne de la veine, immédiatement sous l'endothélium ou du moins presque immédiatement en dehors de la partie la plus externe du thrombus.

Nulle part, dans la tunique moyenne et la tunique externe, nous n'avons pu retrouver le bacille de Koch.

Par contre on pouvait en rencontrer d'isolés vers la partie centrale du caillot.

Nous regrettons de n'avoir pu poursuivre complètement cette étude par des cultures d'une part, et de l'autre, par des coupes aux différentes hauteurs de la veine, lesquelles nous eussent peut-être permis d'élucider le rôle joué par le bacille de la tuberculose dans la production du thrombus.

Nous ne voulons dès à présent retenir qu'un fait : la constatation nette du bacille de Koch dans une phlegmatia alba dolens, la tendance de ce micro-organisme à se réunir en amas sur la paroi interne dans les foyers leucocytiques.

OBSERVATION VI. — (Communiquée par notre collègue et ami MAURIN) *Tuberculose pulmonaire chronique. — Phlébite de la veine sous-clavière dans la période terminale. (Syphilis, alcoolisme. Cirrhose atrophique.)*

P... E., emballeur, entré le 26 avril 1889, à l'hôpital de la Charité, salle Vulpian, lit n° 26.

Père mort à 70 ans d'une attaque d'apoplexie, ancien cocher, ordinairement bien portant. Mère, santé faible, ne tousse pas. Frères et sœurs bien portants. Personne dans la famille ne serait mort de la poitrine. Lui-même, bonne santé habituelle jusque dans ces dernières années ; n'a jamais fait de maladie sérieuse. Chancre infectant à la verge, à 18 ans, suivi des accidents secondaires habituels. Soigné à la consultation du Midi. Pilules de proto-iodure et iodure de potassium pendant un an environ ; n'a jamais fait de traitement depuis ; n'a pas eu d'autres manifestations syphilitiques.

Depuis treize à quatorze ans environ, habitudes alcooliques avérées ; prend en moyenne trois à quatre litres de vin par jour, et, de temps à autre, quelques verres d'absinthe ou de rhum. Depuis cinq à six ans, pituites le matin. A été traité l'an dernier à la Pitié pour dyspepsie. Insomnie. Cauchemars avec vision d'animaux. A commencé à tousser vers le mois d'octobre 1887. Pas de crachements de sang ; a maigri beaucoup depuis sept à huit mois ; transpire la nuit ; pas d'appétit, a toujours soif, digestion difficile, diarrhée fréquente. Depuis un mois, ballonnement du ventre.

Etat actuel : homme très amaigri. Le volume du ventre contraste avec la gracilité des membres. Figure asymétrique, joue droite plus forte que la joue gauche ; cela tient à une déformation du maxillaire inférieur qui avait été fracturé il y a quatorze ans, globes oculaires légèrement proéminents ; la peau des joues et du nez est sillonnée par de fines arborisations vasculaires. Quand on regarde le malade le torse nu, on est frappé de la tuméfaction qui existe dans la région sus-claviculaire droite, tuméfaction remontant sur le côté du cou. Rien de semblable à gauche, où le creux sus-claviculaire est au contraire très marqué. Cette tuméfaction qui élargit la base du cou de ce côté, présente une consistance molle, rappelant celle que l'on perçoit dans le cas d'emphysème du sommet du poumon, ou encore de lipôme sus-claviculaire des arthritiques. Elle augmente lorsque le malade tousse ; indolence complète ; pas d'œdème de la peau. Pas d'hypertrophie du corps thyroïde. On ne sent point, dans cette région, ni derrière la clavicule, de ganglions tuméfiés. Deux ganglions mobiles, gros comme de petites amandes existent dans l'aisselle droite, contre la paroi thoracique. Toute la partie supérieure droite de la poitrine, depuis la clavicule jusqu'au mamelon, c'est-à-dire la région du grand pectoral, est le siège d'arborisations capillaires très marquées, de couleur violacée. On constate également la dilatation des veines sous-cutanées de la région. Ces arborisations capillaires et ces dilatations veineuses sont exactement limitées à la moitié droite de la poitrine. Rien de semblable à gauche.

En arrière, dans la région scapulaire, particulièrement au niveau de la fosse sus-épineuse, mêmes arborisations vasculaires et dilatation veineuse. En outre, empâtement diffus de toutes ces régions, sans œdème véritable, conservant l'impression du doigt.

Poitrine : Matité sous la clavicule droite ; submatité à gauche, souffle caverneux et gargouillement à droite ; expiration prolongée, râles humides à gauche. En arrière, mêmes signes que ci-dessus à la percussion aux sommets ; sonorité à peu près normale aux deux bases.

A l'auscultation : à droite, gros râles muqueux dans la fosse sus-épineuse, souffle très rude au niveau du hile du poumon, râles muqueux dans le reste de la poitrine.

Cœur : La pointe bat dans le cinquième espace intercostal, un peu en dehors du mamelon, battements précipités, bruits sourds, pas de bruit anormal à la pointe ni à la base. Pouls 110, assez fort. Toux fréquente ; expectoration abondante, muco-purulente ; ventre ballonné, légèrement douloureux vers l'hypocondre droit ; légère dilatation veineuse à droite.

Foie : Difficile à apprécier à cause du ballonnement du ventre ; la matité paraît normale, ne dépasse pas les fausses côtes.

Le malade est porteur de deux hernies inguinales, scrotale à gauche, à l'état de simple bubonocèle à droite. Langue légèrement indurée, desquamée par places, présente sur sa face dorsale des sillons peu profonds, obliques et antéro-postérieurs (Glossite tertiaire).

Pas d'albumine dans les urines.

4 mai. — A la visite du matin, le malade fait remarquer que son bras droit a enflé et est devenu douloureux ; la veille, il ne présentait rien de particulier ; l'enflure remonte jusqu'au tiers supérieur du bras.

La veine basilique se sent sous la peau, gonflée et légèrement indurée ; douleur très vive à la pression sur son trajet, vers la partie moyenne du bras. OEdème très douloureux de la face dorsale de la main.

Circonférence de la partie moyenne du bras droit........ 0.26 c.
—   gauche....... 0.18
Circonférence du pli du coude, à droite............ .... 0.30
—   gauche..... .... 0.24

Ne dort pas la nuit, malgré un gramme de chloral, mange deux degrés, mais digère difficilement ; diarrhée. — Ventre toujours ballonné, non douloureux. L'épanchement ascitique a augmenté.

Le 7. — Le gonflement du bras a presque entièrement disparu ; il n'est plus douloureux à la pression ; pas d'induration sur le trajet de la basilique. Dilatation très accentuée des veines sous-cutanées de l'épaule et de la région pectorale droite. Elles se dessinent sous la peau, sous la forme de cordons, bleuâtres fortement saillants ; arborisations capillaires dans les mailles du réseau de ces veines. Dilatation des veines sous-cutanées abdominales à droite et à gauche, sans saillie appréciable sous la peau. Ascite abondante, pas d'albumine dans les urines.

Le 12. — Affaiblissement progressif. Oppression très marquée à cause du ballonnement dü ventre. — Signes stéthoscopiques pulmonaires à peu près les mêmes qu'à l'entrée ; diarrhée abondante, pouls petit. Mort le 15 mai.

Autopsie 28 heures après la mort.

Poumons à droite, adhérences pleurales anciennes au sommet, caverne pouvant loger un œuf de poule ; tubercules caséeux en voie de ramollissement, disséminés dans les lobes moyens et inférieurs, de moins en moins nombreux à mesure qu'ils s'approchent de la base.

Granulations demi-transparentes sous-pleurales. A gauche, symphyse pleurale totale. Plèvre épaissie et augmentant d'épaisseur du sommet à la base où elle atteint près d'un centimètre d'épaisseur. Pleurésie enkystée diaphragmatique ; environ 150 à 200 grammes de liquide louche. Quelques tubercules caséeux et ramollis, gros comme des pois dans le lobe supérieur. Ailleurs tubercules caséeux disséminés plus petits. Quelques granulations demi-transparentes. Congestion du lobe inférieur.

Cœur. Volume à peu près normal, pas de lésions d'orifices.

Abdomen. Epanchement ascitique de 5 à 6 litres. Liquide citrin.

Foie. 1100 grammes, notablement diminué de volume, granuleux, très dur, tractus fibreux à la surface, coloration brun jaunâtre, crie sous le scalpel; lobules hépatiques sont fermes à la surface de la coupe.

Rate. Légèrement indurée, augmentée de volume; capsule épaissie.

Estomac et intestins. Pas de lésions.

Reins. Volume normal, pas de lésions bien appréciables à l'œil nu, se décortiquent bien.

Thrombose ancienne de la veine sous-claviculaire, dont la cavité, jusqu'à son ouverture dans la veine cave, est à peu près complètement oblitérée par un caillot d'un blanc rougeâtre. Ce caillot se continue dans l'axillaire, l'humérale, les cubitales et les radiales, se poursuivant également dans les veines collatérales.

Une masse de ganglions hypertrophiés et caséeux existe derrière la clavicule, sur le trajet de la veine sous-clavière qu'elle comprime si bien qu'on ne trouve pas de dépression marquée à son niveau.

La veine jugulaire profonde est distendue par des caillots noirs, non fibrineux. Ce sont ces caillots, distendant la veine depuis son confluent avec la sous-clavière, qui formaient sans doute la tuméfaction que l'on avait observée pendant la vie à la base du cou.

Pas de ganglions dans le voisinage.

Pas d'hyperthrophie de la glande thyroïde.

Nous avons fait l'examen bactériologique de la veine thrombosée que notre collègue et ami Maurin a bien voulu nous confier. Nos recherches n'ont été suivies de succès que dans les coupes partant du niveau du confluent de la jugulaire et de la sous-clavière, là où la coagulation semblait avoir débuté.

Nous avons bien trouvé, en différents endroits, des microcoques sous forme de zooglées ou de chaînettes, et ces microcoques se rencontraient comme toujours sur paroi externe et dans la couche sous-endothéliale et aux limites du caillot.

D'autre part, nous avons retrouvé, dans les parois de la veine, des microbes en bâtonnets en notable quantité. Ces microbes n'étaient pas le bacille de Koch. Nous n'avons pu en déterminer les caractères ni l'origine.

Les conditions de conservation de la veine nous ayant laissé des doutes sur les résultats obtenus, nous n'osons pas affirmer la nature infectieuse de cette thrombose, encore bien que les microcoques se présentassent avec leur disposition habituelle.

OBSERVATIONS CLINIQUES

Observation VII (provenant du service de notre maître M. le Dr Letulle). — *Fièvre typhoïde.* — *Artérite fémorale gauche et adéno-phlegmon apparaissant simultanément dans le cours de la convalescence.*

C... F.-E., âgé de 29 ans, comptable, né à Paris, entré le 14 avril 1889, à l'hôpital Tenon, salle Parrot, lit n° 18.

Rien de spécial dans les antécédents héréditaires.

Antécédents personnels. Le malade a eu une rougeole à quatre ans.

Pendant la convalescence de cette maladie, angine couenneuse contractée chez lui au chevet d'un malade. Vers le milieu de l'année 1880, au cours d'un exercice de chant auquel il se livrait d'habitude, il fut pris de crachements abondants de sang rouge, bientôt suivis de vomissements. Ces symptômes se répétèrent 4 jours de suite (un grand verre de sang par jour).

Le malade, après un traitement rationel, se rétablit.

Il est sujet aux bronchites. Il paraît d'une constitution délicate, mais ne maigrit point.

Le 8 avril, il s'est réveillé avec une sensation de fatigue très prononcée, surtout aux membres inférieurs. Céphalalgie, courbature générale. Ces symptômes s'étant accentués les jours suivants, le 11, il prend une purgation de crème de magnésie qui provoque d'abondantes selles et entre à l'hôpital le 14 avril.

15 avril. — *Etat actuel.* Facies typhique. Céphalalgie. Coup de barre aux reins. Courbature générale. Pouls modérément rapide, dicrote. Forte fièvre. Langue sèche, saburrale, blanche au milieu, rouge sur les bords. Pas d'enduit fuligineux. Haleine fétide. Gargouillement dans la fosse iliaque droite. Abdomen douleureux à la pression à ce niveau. Perte d'appétit. Insomnies. Constipation depuis 3 jours. Rate volumineuse (16 centimètres). Poumons : respiration rude. Pas de râles sibilants. Rien à noter du côté des autres organes. Pas d'albumine dans les urines. Intelligence lucide.

Le 16. — Même état, 2 selles diarrhéïques.

Le 19. — Epistaxis abondante. Insomnies avec rêvasserie. Taches rosées évidentes. Intelligence toujours lucide.

Le 18. — N'accuse aucune douleur. Trois selles, liquides, jaunâtres, fétides.

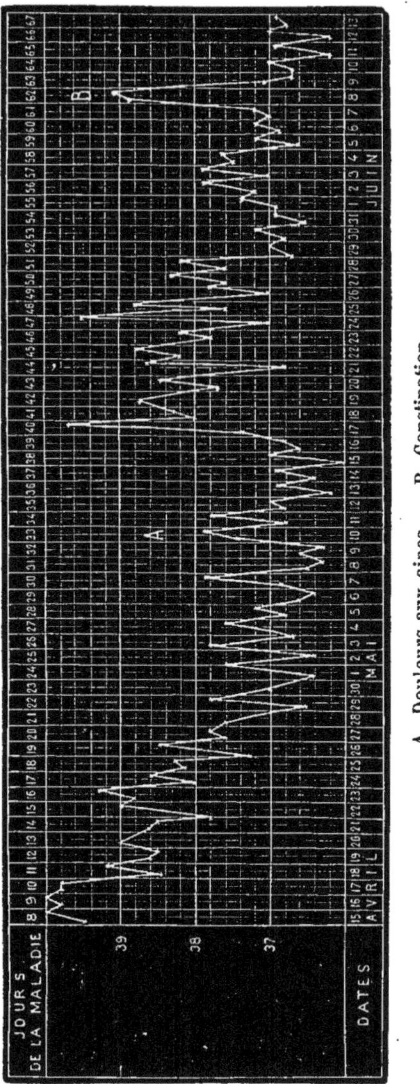

A. Douleurs aux aines. — B. Constipation.

Le 20. — Une épistaxis. Granulations très fines, non ulcérées,
sur le voile du palais.

Le 23. — Pouls dicrote. Grand nombre de taches rosées, groupées ou disséminées sur l'abdomen et la poitrine. Rate toujours grosse.

Le 24. — Constipation depuis deux jours. La langue est le siège de sensation de brûlures et de picotements. Gorge rouge. Respiration un peu rude. Quelques râles sibilants disséminés.

Le 25. — Une petite ulcération sur le voile du palais, à un centimètre et demi en arrière et à gauche de la dernière grosse molaire supérieure droite.

Le 27. — Pouls mou, déprimé, à sept heures du matin, pâleur extrême.

Refroidissement des extrémités. Sueurs profuses. Lipothymie ; Température : 37°3. — A 8 heures, même état. — A 8 h. 1/2, état moins prononcé. Pharynx rouge,

Le 28. — Va mieux.

2 mai. — L'ulcération du voile du palais a disparu.

Le 3. — L'appétit revient, le malade se lève un peu dans la journée. — Convalescence régulière.

Le 6. — Épistaxis. — Dans l'après-midi, le malade étant aux cabinets est pris de très violents frissons avec refroidissement consécutif, puis sueurs et courbature le reste de la soirée. En même temps, il ressent une vive douleur aux aines, surtout à gauche. Pas de nausées.

Le 11. — Le malade reste levé à peine un quart d'heure et se recouche. Douleur aux aines et au mollet gauche. Pas d'érosion aux membres inférieurs, pas d'écoulement à la verge. Rien du côté de l'anus ni des fesses. Aux aines de chaque côté, sept ou huit ganglions petits, bien limités, indolents, ayant leur apparence ordinaire. Abdomen et fosse iliaque non douloureux.

Le 12. — Même état. Point douloureux sur le trajet de l'artère fémorale gauche, au niveau de l'arcade de Fallope. Il est impossible de remonter plus haut, le malade contractant violemment les muscles de l'abdomen. La température paraît légèrement plus basse à l'aine gauche.

Le 13. — Même état.

Le 14. — 1° Adénite bilatérale prédominante à gauche. Énorme varice de la veine saphène externe gauche. Cyanose légère du genou et du pied gauches. La palpation de l'artère fémorale gauche éveille une douleur depuis l'aine jusqu'à peu près au tiers moyen de la cuisse. Cordon douloureux qui bat sur le trajet de l'artère. A droite, l'artère fémorale au niveau du pli de l'aine et du triangle de Scarpa est aussi douloureuse. Le pouls de la tibiale postérieure droite est conservé ; du côté gauche également ; de même pour les pédieuses. Artérite typhoïdique probable.

Le 15. — Même état.

Le 16. — La cuisse gauche, à sa racine, est manifestement augmentée de volume ; pourtant, on ne trouve nulle part les godets de l'œdème, et le tissu cellulaire sous-cutané semble libre. Très légère ecchymose à la face antérieure de la cuisse, à la pointe du triangle de Scarpa. Douleur vive dans la fosse iliaque gauche, si on y fait une légère pression. Bon état général.

Le 17. — Même état. Cœur : dédoublement du deuxième bruit. Vers onze heures, on l'ausculte : il est très impressionné des discussions qui ont lieu à son chevet et à son sujet. A midi, il déjeune avec peine ; à deux heures, il éprouve une vive sensation de constriction au creux épigastrique avec dyspnée. Sueurs visqueuses. Extrémités froides. Lipothymie. On lui administre du sirop d'éther. Vers neuf heures du soir, la mort d'un voisin provoque de nouveau le même état.

Le 18. — Malade très abattu, très affecté ; tendances syncopales pendant la journée. Deux ganglions douloureux dans l'aine gauche. Ces ganglions ne sont pas empâtés ; ganglions superficiels de la région, très douloureux. Rien de vicieux dans l'attitude du membre. Œdème assez considérable de la cuisse.

Le 19. — L'œdème de la cuisse a augmenté, il occupe les 2/3 supérieurs. Pas de douleur dans la fosse iliaque gauche. Triangle de Scarpa douloureux. La peau du genou et du pied gauches semble violacée. Le mollet gauche est plus gros que le droit. La pédieuse bat fortement. Le malade se plaint d'engourdissement dans le pied gauche. Il ne peut porter le membre inférieur gauche dans l'adduction, mais le membre ne présente pas d'attitude vicieuse.

Le 21. — État lipothymique ; hier, à quatre reprises, le malade a ressenti de violentes coliques accompagnées de borborygmes ; ces phénomènes étaient si douloureux qu'ils se terminaient par un état syncopal prononcé.

Le 27. — L'œdème devient superficiel et s'étend à la région inférieure. Empâtement manifeste de la région inguinale. Cuisse jambonnée. Pas de fluctuation. — Fausse fluctuation sous-musculaire au point douloureux. Visite du chirurgien qui constate les menaces de suppuration, mais cependant diffère l'intervention.

Le 28. — La douleur est moins vive à l'aine, l'œdème moins apparent.

Le 29. — La douleur disparaît, l'œdème aussi.

Le 30. — La douleur a complètement disparu; l'œdème persiste encore ainsi que la tache ecchymotique.

Le 31. — Les ganglions de l'aine sont durs, résistants.

3 juin. — L'œdème diminue notablement, mais la cyanose de la peau persiste.

Le 8. — Constipation expliquant le mouvement fébrile de la veille.

Le 14. — Acnée pustuleuse à la jambe gauche.

On cesse de prendre la température.

Le 18. — Toujours de l'œdème au membre inférieur gauche au niveau de la cuisse et de la jambe.

1er juillet. — Le malade part pour Vincennes.

OBSERVATION VIII (recueillie dans le service de notre maître le professeur POTAIN). — *Tuberculose au début.* — *Phlébite (ou phlegmatia alba dolens?) du mollet gauche.*

B... A..., âgé de 28 ans, garçon de restaurant, né à Paris. Entré le 28 août à l'hôpital de la Charité, salle Bouillaud, lit n° 22.

Antécédents héréditaires. Mère morte d'affection cardiaque. Père mort de cause inconnue. Quatre frères et sœurs vivants bien portants.

Antécédents personnels. A dix ans, fièvre typhoïde, scarlatine. A l'âge de quatorze ans, le malade entre à la Charité pour de la bronchite avec laryngite. Sort bien guéri.

En 1885, séjour en Cochinchine; pas de fièvre; chancre induré au retour en France, suivi d'accidents secondaires. En 1887, douleurs articulaires dans le coude gauche, ne nécessitent pas le séjour au lit. Depuis longtemps le malade tousse, et l'hiver il s'enrhume facilement et la toux est alors plus forte. Il y a un mois, amaigrissement, toux plus fréquente, fièvre vive, frissons répétés. A ce moment, la marche devient plus difficile.

Le malade avait au soir un point douloureux très marqué au mollet avec irradiation dans la région du flanc gauche.

Depuis cinq à six jours, la douleur est beaucoup plus vive, elle s'accompagne de gonflement du mollet. La marche est devenue impossible. De plus, il est survenu de la fièvre avec état gastrique, mal de tête, insomnie.

Etat actuel. Malade robuste encore, masses musculaires conservées. Impossibilité de poser le pied à terre ,à cause d'une douleur intense au niveau du mollet.

A l'examen, la jambe gauche est manifestement œdématiée, l'œdème atteint, en bas, les malléoles qu'il ne dépasse pas, et en haut, la partie inférieure de la cuisse.

L'aspect des parties œdématiées est blanc, lisse, on voit en plus des dilatations marquées des veines superficielles du mollet que le malade déclare nettement n'exister que depuis quelques jours. A la palpation, on détermine une douleur marquée au niveau du mollet, vers la partie moyenne et aussi en remontant vers le creux poplité. Une pression un peu profonde en ce point et surtout au-dessous, au niveau de l'anneau du soléaire, est particulièrement pénible. On ne trouve aucune trace de varices ni sur la jambe malade, ni sur la jambe saine.

La cuisse, du côté gauche, n'est pas œdématiée. Au niveau du triangle de Scarpa, on croit sentir un cordon veineux, non sensible d'ailleurs. On ne peut pas constater de cordon au niveau du creux poplité à cause de l'empâtement. Etat gastrique peu marqué. Rien au cœur.

Poumons. Le malade tousse depuis quelque temps, mais il n'a aucun signe rationnel de tuberculose, pas d'amaigrissement notable, pas de sueurs nocturnes, etc.

En arrière et à droite, on constate de la submatité, la respiration est faible ; on entend quelques ronchus dans les fortes expirations ; à gauche, la sonorité est un peu plus forte, la respiration normale.

En avant et à droite, sonorité exagérée dans le creux sus-claviculaire ; respiration normale. A gauche, sonorité plus basse, vibrations thoraciques exagérées et légère bronchophonie.

En résumé, tuberculose pulmonaire au début avec signes croisés. Rien dans les autres organes.

Température : 38° le soir. Pression artérielle faible : 13 1/2.

Examen du sang : Hem. 4.250.000

     Lec. 10.500

30 août. — L'état gastrique a disparu, l'apyrexie est complète. La jambe est toujours œdématiée.

3 novembre. — L'œdème diminue, on sent nettement un cordon veineux au niveau du creux poplité, suivant la veine poplitée et descendant vers le mollet dans la direction de l'anneau du soléaire.

Mêmes signes pulmonaires.

Le 8. — L'œdème diminue progressivement, bien qu'il persiste de la gêne notable de la marche, avec sensibilité à la pression.

Le 10. — Le malade part pour Vincennes.

OBSERVATION IX (communiquée par notre maître le professeur POTAIN). — *Tuberculose pulmonaire. — Phlegmatia alba dolens de la jambe gauche. — Marche de la température.*

Le nommé F... âgé de 36 ans, entre le 27 novembre 1883, à l'hôpital Necker.

Diagnostic : tuberculose pulmonaire avec cavernes. Quelques

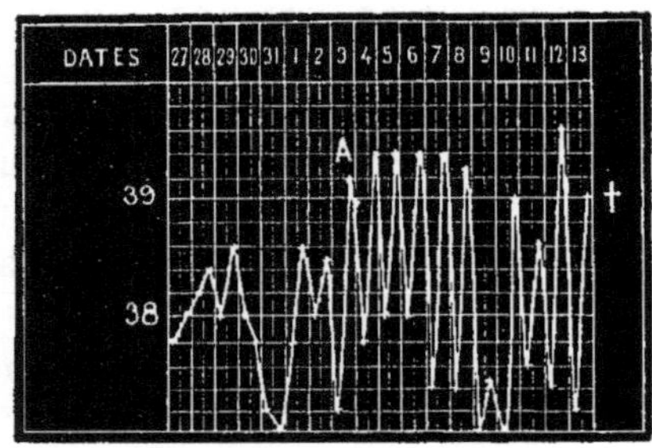

A. Début de la phlegmatia.

semaines après, apparition d'une phlegmatia alba dolens coïncidant avec le début de la fièvre hectique et l'augmentation rapide de l'amaigrissement.

Mort.

OBSERVATION X (recueillie dans le service de notre maître le professeur POTAIN). — *Néphrite interstitielle. — Athérome avec foyers ramollis. — Thrombose artérielle de l'artère poplitée sans oblitération complète de l'artère. — Fièvre apparaissant deux jours avant la thrombose et augmentant avec celle-ci.*

La nommée G... entre à l'hôpital de la Charité, salle Piorry, lit n° 23, au commencement de juillet.

L'observation, qu'il est inutile de rapporter ici, est surtout intéressante au point de vue de la marche de la température.

Le 17, la malade commençait à se plaindre de frissons et de douleurs dans le membre inférieur droit; la fièvre apparaissait; deux

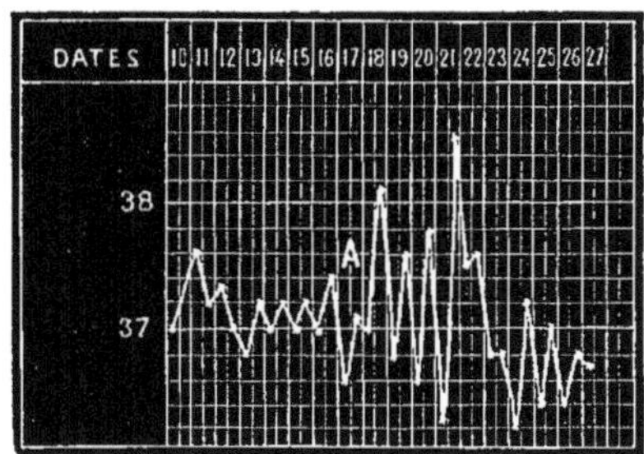

A. Début de la phlegmatia.

jours après se dessinaient des signes manifestes d'artérite; la fièvre
augmentait; l'examen du sang que nous fîmes à ce moment nous
donna :

H. 4.500.000. L. 15.000, augmentation notable.

TABLE DES MATIÈRES

Le Mans. — Typ. Ed. Monnoyer. — 1890.

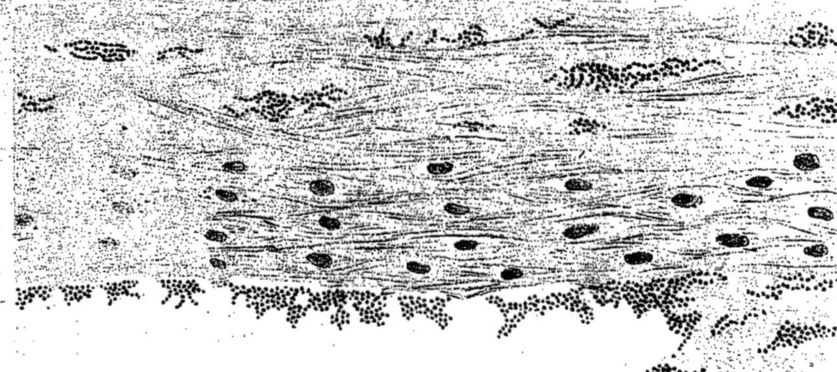

1. Microcoques en amas zoogléiques sur la paroi
   interne de la veine et dans le caillot.
2. Mêmes éléments en zooglées et en chaînettes
   dans la couche sous endothéliale. (Object.immer ¹⁄₁₆ (Leitz) ocul.3)

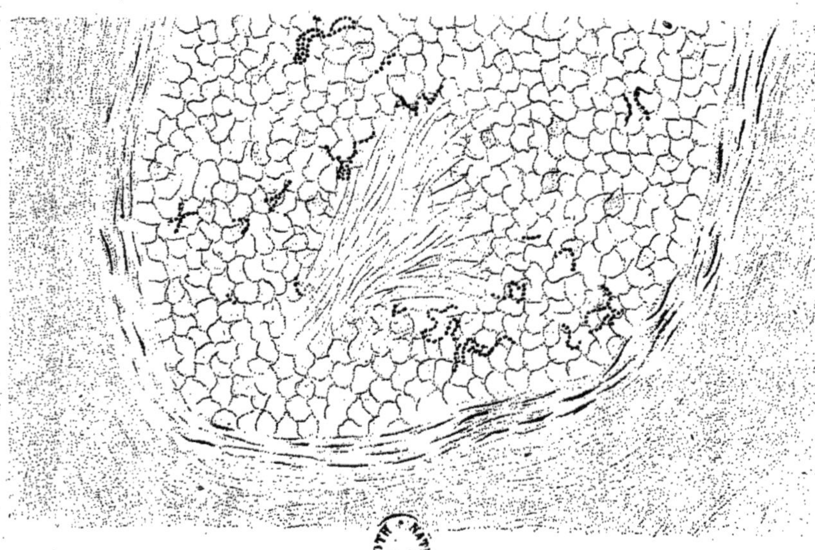

Microcoques en chaînettes infiltrant un des vasa vasorum de la
tunique externe de l'artère. Le vaisseau est thrombosé et l'on
voit un riche réseau de fibrine coagulée. (Obj. ¹⁄₁₆ imm. (Leitz) ocul.3)

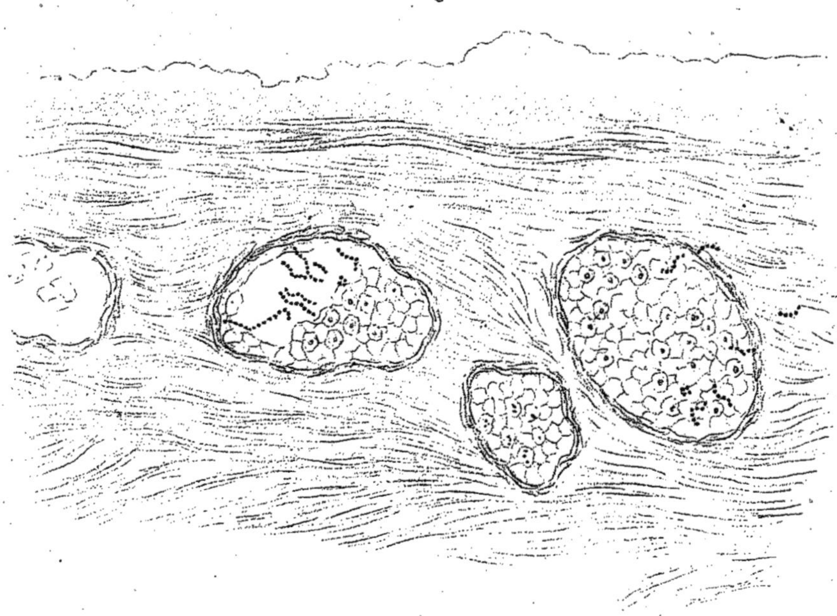

Microcoques en chaînettes dans les vasa vasorum de la
tunique externe commençant à traverser les parois des
capillaires et à se répandre dans la tunique externe. (Obj.immer.¹⁄₁₆ (Leitz) ocul.3)

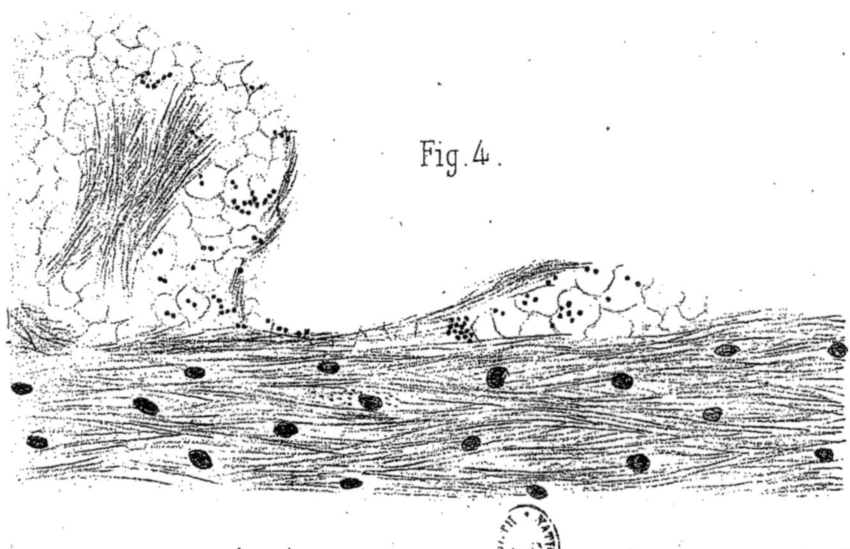

Paroi interne de l'artère thrombosée avec amas leucocytiques
et réseaux fibrineux infiltrés de microcoques. (Obj.¹⁄₁₆ (Leitz) imm. ocul. 3)

A LA MÊME LIBRAIRIE

BOUISSON, ancien interne des hôpitaux. — **Contribution à l'étude du charbon intestinal humain**. Prix .... 1 fr. 50

BUREAU, ancien interne des hôpitaux. — **Traitement chirurgical des pyonéphroses**. Prix .... 3 fr. 50

CONZETTE, ancien interne des hôpitaux. — **Contribution à l'étude des ovaires à petits kystes**. Prix .... 2 fr. 50

DEBAYLE, ancien interne des hôpitaux. — **De l'hystéropexie vaginale** (opération de Nicoletis). Prix .... 4 fr.

DECRESSAC, ancien interne des hôpitaux. — **Contribution à l'étude de la chirurgie du cerveau basée sur la connaissance des localisations** (avec 5 fig. dans le texte) .... 6 fr.

DELAGÉNIÈRE, ancien interne des hôpitaux. — **De la cholécystentérostomie (abouchement de la vésicule biliaire dans l'intestin)**. avec six fig. Prix .... 5 fr,

DEROCHE, ancien interne des hôpitaux. — **Étude clinique et expérimentale sur les amyotrophies réflexes d'origine articulaire.** Prix .... 2 fr.

GARNIER, ancien interne des hôpitaux. — **Des abcès chauds, pathogénie et traitement antiseptique.** Prix .... 2 fr.

HUDELO, ancien interne des hôpitaux. — **Contribution à l'étude des lésions du foie dans la syphilis héréditaire.** Prix, ... 5 fr.

JACQUINOT, ancien interne des hôpitaux. — **Contribution à l'étude et au traitement du rétrécissement vénérien du rectum.** Prix .... 2 fr. 50

LEGRAND, ancien interne des hôpitaux. — **Contribution à l'étude de la prophylaxie sanitaire maritime moderne du choléra asiatique.** Prix .... 2 fr.

LEGRY, ancien interne des hôpitaux. — **Contribution à l'étude du foie dans la fièvre typhoïde.** Prix .... 4 fr.

LOVY, ancien interne des hôpitaux. — **Sur un exanthème rubéoliforme du déclin de la fièvre typhoïde.** Prix .... 3 fr.

LYON (G.), ancien interne des hôpitaux. — **L'analyse du suc gastrique, sa technique, ses applications cliniques et thérapeutiques.** Prix .... 5 fr.

LYOT, ancien interne des hôpitaux. — **Traitement des prolapsus du rectum.** Prix .... 3 fr.

MAURIN, ancien interne des hôpitaux. — **Essai sur l'appendiculite et la péritonite appendiculaire.** Prix .... 3 fr.

MICHAUT, ancien interne des hôpitaux. — **Contribution à l'étude des manifestations de l'hystérie chez l'homme.** Prix .... 3 fr. 50

MORDRET, ancien interne des hôpitaux. — **Étude anatomo-pathologique et clinique sur les salpingo-ovarites.** Prix .... 3 fr.

NICOLLE, ancien interne des hôpitaux. — **Grandes scléroses cardiaques.** Avec 3 planches en couleur. Prix .... 5 fr.

PARMENTIER, ancien interne des hôpitaux, médaille d'or. — **Le foie cardiaque.** Avec 3 planches en chromolithographie. Prix .... 7 fr.

REBOUL, ancien interne des hôpitaux. — **Contribution à l'étude du traitement de la tuberculose des os des articulations et des synoviales tendineuses. De l'emploi des antiseptiques et en particulier du naphtol camphré.** Prix .... 7 fr.

RIEFFEL, ancien interne des hôpitaux, médaille d'or. — **Récidives et généralisation des cancers du sein chez la femme.** Prix .... 4 fr.

TÉMOIN, ancien interne des hôpitaux. — **Contribution à l'étude des prolapsus génitaux.** Prix .... 3 fr.

TISSIER (Paul), ancien interne des hôpitaux. — **Essai sur la pathologie de la sécrétion biliaire** (étude expérimentale et clinique). Prix .... 5 fr.

VIGNARD, ancien interne des hôpitaux. — **De la prostatotomie et de la prostatectomie, avec tracés.** Prix .... 4 fr.

Le Mans. — Typ. Ed. Monnoyer, place des Jacobins, 12